上海中医药大学"访名校拜名师"高级别人才项目

上海中医药大学附属宝山医院优秀青年医学人才培养项目

名医护佑：
呼吸病防治就在身边

李 莉 张善芳 主编

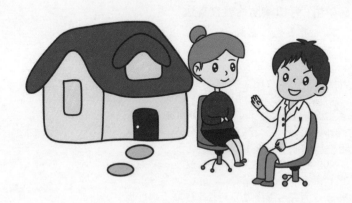

上海科学技术出版社

图书在版编目（CIP）数据

名医护佑：呼吸病防治就在身边 / 李莉，张善芳主编. -- 上海：上海科学技术出版社，2024.5
ISBN 978-7-5478-6592-7

Ⅰ. ①名… Ⅱ. ①李… ②张… Ⅲ. ①呼吸系统疾病—防治 Ⅳ. ①R56

中国国家版本馆CIP数据核字(2024)第070282号

名医护佑：呼吸病防治就在身边

李　莉　张善芳　主编

上海世纪出版（集团）有限公司
上 海 科 学 技 术 出 版 社　出版、发行
（上海市闵行区号景路 159 弄 A 座 9F-10F）
邮政编码 201101　　www. sstp. cn
江阴金马印刷有限公司印刷
开本 890×1240　1/32　印张 5.5
字数 120 千字
2024 年 5 月第 1 版　2024 年 5 月第 1 次印刷
ISBN 978-7-5478-6592-7/R·2993
定价：68.00 元

1

名医护佑：呼吸病防治就在身边

2

时国朝　上海交通大学医学院附属瑞金医院

吴凤英　同济大学附属上海市肺科医院

余　莉　同济大学附属同济医院

余荣环　复旦大学附属中山医院徐汇医院

宋小莲　同济大学附属第十人民医院

张　腾　上海中医药大学附属岳阳中西医结合医院

张　静　复旦大学附属中山医院

张　旻　上海交通大学附属第一人民医院

张素芳　同济大学附属上海市肺科医院

陆　军　上海中医药大学附属宝山医院

陆海雯　同济大学附属上海市肺科医院

陈　瑜　上海中医药大学附属岳阳中西医结合医院

陈　麒　上海中医药大学附属曙光医院

苑兴华　上海中医药大学附属宝山医院

林　婕　上海中医药大学附属宝山医院

杭　宇　上海中医药大学附属宝山医院

杭晶卿　同济大学附属普陀人民医院

罗旭明　上海中医药大学附属普陀医院

周　瑛　同济大学附属上海市肺科医院

周　敏　上海交通大学医学院附属瑞金医院

周　新　上海交通大学附属第一人民医院

周彩存　同济大学附属上海市肺科医院

房　敏　上海中医药大学附属宝山医院

赵云峰　上海交通大学医学院附属仁济医院浦南分院

钟　华　上海交通大学医学院附属胸科医院

洪群英　复旦大学附属中山医院

顾　晔　同济大学附属上海市肺科医院

顾　璇　上海市中西医结合学会

顾文超　上海市浦东新区人民医院

顾湘君　上海中医药大学附属宝山医院

倪志华　上海中医药大学附属宝山医院

徐贵华　上海中医药大学附属曙光医院

徐镶怀　同济大学附属同济医院

唐　昊　海军军医大学第二附属医院

唐斌擎　上海市中医医院

黄伟玲　上海中医药大学附属宝山医院

黄国毅　上海中医药大学附属宝山医院

黄婧怡　上海中医药大学附属宝山医院

梁　硕　同济大学附属上海市肺科医院

蒋捍东　上海交通大学医学院附属仁济医院

韩宝惠　上海交通大学医学院附属胸科医院

韩锋锋　上海交通大学医学院附属新华医院

储德节　复旦大学附属金山医院

鲁立文　上海交通大学医学院附属第六人民医院南院

雷　鸣　上海中医药大学附属第七人民医院

熊维宁　上海交通大学医学院附属第九人民医院

薛鸿浩　上海中医药大学附属龙华医院

李　莉　上海中医药大学附属宝山医院呼吸与危重症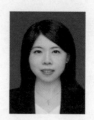医学科行政副主任、上海市劳模创新工作室学科带头人、上海中医药大学硕士研究生导师、上海市优秀基层医师。上海中医药学会肺系病分会常务委员、上海市科学技术委员会专家库入库专家、中国支气管扩张联盟分中心主要研究者、上海医师协会呼吸分会委员、上海市医学会呼吸基层联盟委员兼秘书、中国民族医药学会远程教育分会常务理事、中国医药教育协会呼吸病康复专业委员会委员、中国医药教育协会重症康复专委会委员、上海市医学会呼吸间质性肺病学组委员、上海市中西医结合学会呼吸诊疗技术专委会委员、上海中西医结合学会灾害医学专委会委员。擅长中西医结合诊疗呼吸系统疾病，研究方向为间质性肺疾病的发病机制及中西医结合治疗。

张善芳　上海中医药大学附属宝山医院呼吸与危重症医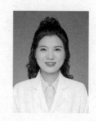学科副主任医师，上海中医药大学第四批骨干青年教师，获得"第四批临床中青年骨干教师教学能力提升计划优秀教学展示""第四批临床中青年骨干教师教学能力提升计划优秀教学设计"个人奖，上海中医药大学第十五届中青年教师课堂教学竞赛医学临床青年组二等奖。擅长中西医结合治疗慢性呼吸道疾病，研究方向为慢性阻塞性肺疾病的发病机制及中西医结合治疗。

前言

　　日常生活中，呼吸道疾病好像并没有心脑血管疾病那样受人重视，大家习惯性地认为冬季感冒、咳嗽等都是小问题，难受一阵就过去了。但 20 多年前的"非典"让大家认识到了呼吸道疾病可怕的一面，前几年的"新冠疫情"又把肺炎推到了一个万众瞩目的高度。今天，人们好像咳嗽的频率更高了，恢复起来更慢了，求诊问药的次数越来越多了。然而，大众对于呼吸系统疾病的认知度尚不足，因此我们撰写了本书。

　　本书以上海市基层呼吸联盟和肺康复联盟为背景，联合上海中医药大学附属宝山医院呼吸与危重医学症科、急诊内科、放射影像科、康复科等多科专家一起撰写完成，内容全面，重点突出。通过问答的形式，重点解答了临床上困扰患者的实际问题。这种一问一答的讲解方式，浅显易懂，贴近生活，方便读者理解，可以使读者更加迅速地了解呼吸病相关知识。

　　本书第一部分主要介绍呼吸道常见疾病，包括肺炎、支气管哮喘、慢性阻塞性肺疾病、肺癌等。这些疾病虽然看似常见，但大众仍然存在很多的认知误区。患者带着疑问去就诊，带着怀疑去接受治疗，效果就会打一定的折扣。而庞大的门诊量又不允许医生去对每一个患者一一科普，造成患者自作主张停药或者拒绝接受治疗的现象频发，不仅疗效不佳，甚至还会留下很多后遗症。

本书的第二部分，依据疾病的特性，阐述了呼吸道疾病化验、检查的方法和意义。检验和治疗，相辅相成，不可或缺。但是近年来，由于大众对这些检验检查的不熟悉，另一方面也是因为不理解这些检查对治疗疾病的重要性，很多患者对于医生开具的检查抱有不信任、不配合的消极态度。因此，这部分内容从大众视角提出疑问，以医学专业知识为基础做简易回答，通俗易懂，更为大众所接受，利于医患和谐。

在此基础上，本书还探讨了呼吸病药物治疗的相关话题。疾病的治疗离不开药物，"药到病除"方显医家本事。但治病并非医生一人之事，医患双方默契配合才是上上之策，因此书中除了药物的推荐外，还有一些有创检查适应证的内容。检查，很多时候也是治疗，不畏惧检查是患者必备的心理素质。

呼吸道急症可危及生命，肺栓塞、哮喘重症等致猝死的发生往往是刹那间的事情，所以提高防病意识非常重要。生活中，由于患者本人及家属对疾病急性发作期表现知识的匮乏，经常会发生延误病情的情况，使患者错失最佳治疗时机，危及生命，还往往导致了更高的治疗费用。因此，急症科普知识尤为重要，呼吸病急症发作时懂得抓住第一时间就诊，就是挽救生命。

以第一部分常见病为基础，我们特别设立了一个章节，从养生操、养生茶、食疗、艾灸、针灸、汤药等方面入手，详细阐述了这些日常生活中切实可行的保健方法。增强体质，固本培元，将传统中医渗透入我们生活的方方面面，耳濡目染，起到润物细无声的作用。

另外，随着上海市基层联盟医联体的推广，各大医院在实践医院自身高质量发展的同时，积极响应国家提升社区医疗服务和专业能力的号召，开展了一系列进社区、下基层、搞联盟的活动，如送医下乡、社区卫生中心结对子等，把医院治疗变成"百姓身边的医疗"，为周边居民送去了实实在在的帮助和温暖，同时也起到了一定的传帮带作用。

　　希望本书能为读者提供关于呼吸道疾病的科学知识和信息，帮助读者认清谣言、走出误区，正确认识疾病，减少患病时的恐慌心理。同时学会利用好身边的医疗资源，更省心省力地看好病。

瞿介明

中华医学会呼吸病学分会主任委员

2024 年 4 月

目录

第二章　呼吸科医生常开的检查

第三章　西医治疗的常见困惑

第六章　提高看病效率和早日康复的特别提示

很多呼吸道症状比如咳嗽、发热等，看似"小病"的初期表现，但如果不及时治疗，可能会引发其他并发症，如社区获得性肺炎、支气管哮喘等。这些疾病虽然看似常见，但大众对相关疾病的认知仍然存在很多的误区。本章选择呼吸道门诊常见的几种疾病，一一解答患者最多的疑惑问题。假如患者在就诊前已经有一定科普常识，就能减少不必要的质疑和自行停药现象，利于疾病的康复，也能促进医患和谐。

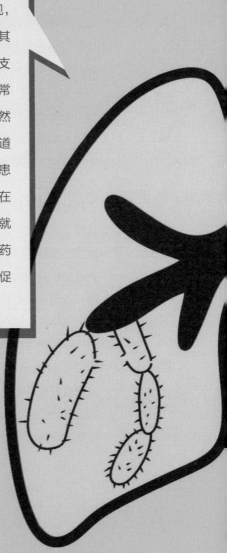

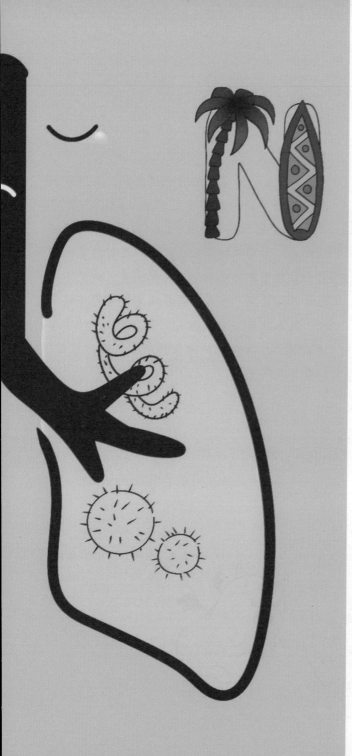

第一章

身边『最多』的呼吸病

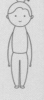

第一节　肺炎

　　肺炎是一种常见的呼吸道疾病，虽然我们已经经历了传染性非典型肺炎（SARS，即非典）、新型冠状病毒肺炎（COVID-19，简称新冠肺炎）等疫情的考验，但是肺炎仍然是一种需要引起重视的疾病。肺炎病因多，如果不及时治疗和管理，可能会发展成更严重的呼吸衰竭、败血症等，甚至危及生命。因此，对于普通的肺炎，我们也应该保持警惕，及时就医，以免延误病情。

一、只咳嗽了两天怎么就是肺炎了

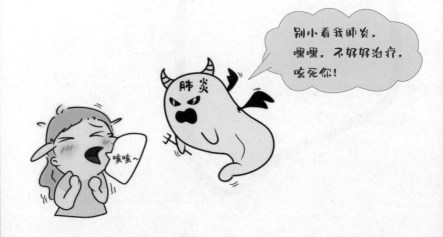

肺炎的发病原因有很多，其中包括细菌、病毒、真菌等病原体感染，以及过敏、吸入性损伤等因素。咳嗽、发热、呼吸困难、胸痛等症状可能是肺炎的表现，但这些症状也可见于其他呼吸道疾病。通常，肺炎的诊断需要综合考虑症状、体征、影像学检查和实验室检测等多方面因素。

咳嗽是症状，不是一个病，它可由各种各样的原因导致，比如感染、过敏、刺激、胃食管反流、慢性支气管炎等；如果是感染，也可由上呼吸道感染、下呼吸道感染等导致，比如咽炎、喉炎、支气管炎等。咳嗽不会导致肺炎，而咳嗽往往是肺炎的主要、重要的表现。肺炎是肺部的感染性疾病，多半是由病原微生物造成，常见的是细菌，还有一部分是真菌。病毒也可以导致肺部炎症，还有一些非典型的病原和其他少见的病原菌。

当然有些患者的肺炎是由感冒诱发，开始仅有上呼吸道的感染，还没有到下气道，没有出现肺脏的炎症，这个时候也会出现咳嗽。一旦感染沿着气道进入下呼吸道，导致了深部的感染，就可能出现肺炎。这时咳嗽会变得比以前更重，甚至出现咳痰，有些咳嗽剧烈的患者会出现胸痛等相关症状。所以"咳了两天"有可能本身是肺炎，但是前驱症状主要表现为咳嗽了。

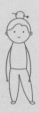

二、肺炎治疗一定要住院吗

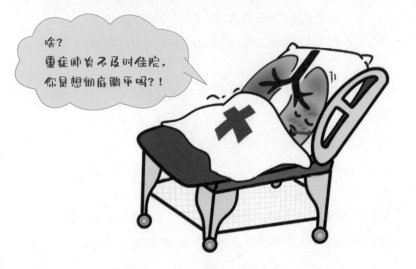

肺炎不一定要住院，但重症肺炎一定要及时住院！

如果肺炎患者的相关症状较轻，生活完全可以自理，通常不需要住院。若患者高龄、基础疾病较多，如有心脏病、糖尿病、慢性阻塞性肺疾病（慢阻肺），或者患者肺炎症状严重时，医生通常会安排患者住院。如果出现痰中带血、夜间（或改变体位时）咳嗽加重，咳大量黄脓痰，或者再次发热、气短、呼吸困难、胸痛等原有症状明显加重，以及咳嗽超过 2 周时，建议去医院就诊。

另外，如果肺炎发生在双肺，一般病情比较严重，需要住院治疗。如果出现高热不退、呼吸困难等症状，有些甚至出现意识模糊，这些情况下也需要及时住院治疗。

肺炎住院标准主要根据患者的病情严重程度、身体状况以及相关检查结果来判断。

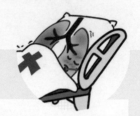

常见的肺炎住院标准

症状	持续性咳嗽、发热、呼吸急促、胸痛、咳痰、乏力等症状。
体征	呼吸频率增快（>30 次 / 分）、心率增快（>120 次 / 分）、血压降低（<90/60mmHg）等。
影像学检查	胸部 X 线或 CT 检查显示肺部炎症改变。
实验室检测	白细胞计数升高或降低，中性粒细胞比例升高，C 反应蛋白升高等。
并发症	伴有慢阻肺、糖尿病、慢性心肾功能不全、吸入或易致吸入因素、近 1 年内有因肺炎住院史、精神状态改变、脾切除术后、慢性酗酒或营养不良等。
年龄	儿童、老年人以及免疫力低下的患者更容易发生肺炎，住院标准相对较宽。

三、肺炎有传染性吗

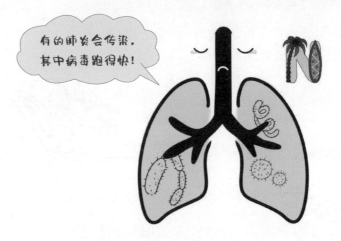

　　肺炎的传染性取决于病因。一般来说，病毒性肺炎和一些不典型病原体（如支原体、衣原体等）引起的肺炎具有传染性。

　　病毒性肺炎，如新型冠状病毒肺炎（COVID-19）和传染性非典型肺炎（SARS），具有很强的传染性。它们主要通过飞沫、密切接触和空气气溶胶传播。需要注意的是，细菌性肺炎在某些情况下也可能具有传染性，尤其是对于免疫力较低的人群。

　　总的来说，肺炎的传染性因病因而异，病毒性肺炎和某些细菌性肺炎具有较高的传染性。为了预防肺炎，我们应该保持良好的卫生习惯，增强免疫力，注意呼吸道感染的症状，并及时就医。

四、肺炎会有后遗症吗

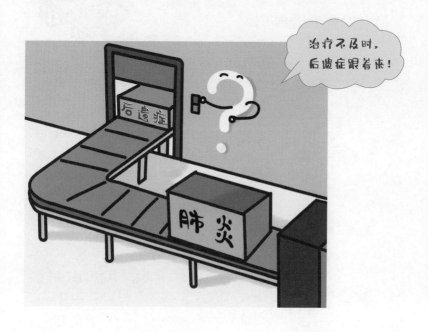

治疗不及时，
后遗症跟着来！

　　肺炎经过治疗，在大多数情况下是不会留下后遗症
的。然而，在某些情况下，肺炎，尤其是严重的肺炎，
可能导致一些后遗症。

　　需要注意的是，大多数肺炎患者在经过积极治疗后，
不会出现严重的后遗症。预防肺炎的关键是增强免疫力，
保持良好的卫生习惯，及时接种疫苗，并在感染初期积
极就医。

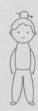

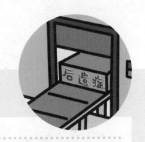

可能的肺炎后遗症

肺功能减退

    严重的肺炎可能导致肺部组织受损，从而导致肺功能减退。这可能导致呼吸困难、气喘、活动耐受性下降等症状。

肺纤维化

    肺炎恢复过程中，肺部组织可能会发生纤维化，导致肺功能受损。肺纤维化可能会导致呼吸困难、咳嗽、胸痛等症状。

肺气肿

    严重的肺炎可能导致肺泡破裂，从而形成肺气肿。肺气肿表现为气喘、呼吸困难、胸痛等症状。

慢性支气管炎

    肺炎可能导致支气管炎症，从而导致慢性支气管炎。慢性支气管炎表现为持续咳嗽、痰多、气喘等症状。

心脏疾病

    严重的肺炎可能导致心脏负荷加重，从而引发心脏疾病。这可能表现为心悸、胸闷、气喘等症状。

神经系统症状

    肺炎可能导致缺氧，从而引发神经系统症状，如头痛、头晕、注意力不集中等。

肌肉骨骼症状

    肺炎恢复期间，患者可能出现肌肉酸痛、关节疼痛等症状。

五、得过肺炎后，打疫苗能预防再得吗

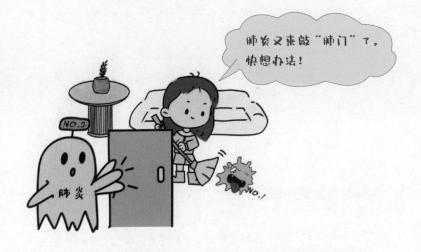

肺炎又来敲"肺门"了，快想办法！

NO.2

肺炎

NO.1

得过肺炎后，确实有可能再次感染。肺炎的复发与多种因素有关，包括以下几点：①免疫力降低。肺炎康复后，若免疫力较低，如患有其他慢性疾病、艾滋病，使用免疫抑制剂治疗等，感染肺炎的风险会增加。②病原体种类。不同类型的肺炎病原体具有不同的感染能力和传播途径。即使曾得过某种肺炎，也有可能感染其他类型的肺炎。③环境因素。暴露在肺炎病原体密集的环境中，如拥挤的场所、与肺炎患者密切接触等，会增加再次感染的风险。④不良生活习惯。吸烟、饮酒、熬夜、饮食不规律等不良生活习惯会降低免疫力，增加感染肺炎的风险。

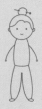

为了降低再次感染肺炎的风险，可以采取以下这些措施。然而，这无法完全避免感染。因此，保持警惕，关注身体状况，并遵循医生的建议，是预防肺炎的关键。

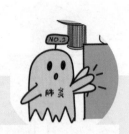

避免再得肺炎的措施

增强免疫力	保持良好的作息规律，饮食均衡，适度锻炼，避免过度劳累。患有慢性疾病或免疫力较低的人群，可在医生建议下使用免疫调节药物。
戒烟戒酒	戒烟戒酒有助于改善呼吸系统和心血管系统的健康状况，降低感染肺炎的风险。
注意个人防护	在公共场所、拥挤的场合佩戴口罩，避免与肺炎患者密切接触。
接种疫苗	根据年龄和健康状况接种肺炎疫苗，提高对肺炎的免疫力。
及时就医	若出现呼吸道感染症状，如咳嗽、发热、呼吸困难等，应及时就医，防止肺炎进展。

六、支原体肺炎、新冠肺炎，多久会再得一次

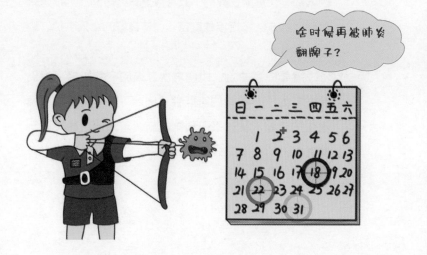

啥时候再被肺炎翻牌子？

　　支原体肺炎和新冠肺炎再发的具体时间因个体差异和疾病特点而异。再次感染的风险取决于多种因素，如免疫力、生活习惯、病原体暴露等。

　　支原体肺炎是由支原体感染引起的呼吸道疾病。感染过后，患者可能会产生一定的免疫力，但再次感染的可能性仍然存在。再次感染的时间因人而异，可能数周、数月甚至数年。预防支原体肺炎的方法包括增强免疫力、保持良好的生活习惯、避免与感染者密切接触等。

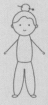

新冠肺炎是由新型冠状病毒引起的传染病。研究表明，感染新冠病毒后，患者体内产生的抗体具有一定的保护作用，但持续时间尚不明确。再次感染的时间可能因人而异，可能在数周、数月或更长的时间后。预防新冠肺炎的方法包括接种疫苗、保持良好的个人防护、增强免疫力等。

需要注意的是，即使再次感染的症状较轻，但仍有发展为严重疾病的可能性。因此，保持警惕，遵循医生的建议，及时采取预防措施，是降低再感染风险的关键。

第二节　支气管哮喘

　　支气管哮喘简称哮喘，是一种常见的呼吸系统疾病，其危害不容小觑。首先，哮喘可能导致猝死。这是由于哮喘发作时，患者可能会出现严重的呼吸困难，甚至窒息、猝死。其次，哮喘可能引发下呼吸道和肺部感染。据统计，哮喘患者约有一半是由于上呼吸道病毒感染而诱发。因此，对于哮喘这种疾病，我们不能掉以轻心，要了解哮喘的预防和治疗方法，遵医嘱治疗，必要时可随身携带哮喘救急药物如气雾剂等。

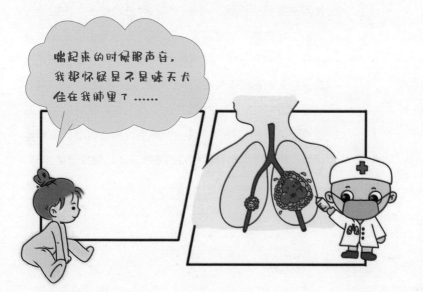

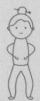

一、支气管哮喘是过敏诱发的吗

支气管哮喘是气道对各种刺激反应性增强，而以气道高反应性和气道炎症为特征的疾病。早期是可逆的，表现为炎症和广泛的气道狭窄。哮喘可以发生在任何年龄段，但以儿童和青少年较为常见。大多数病例中哮喘起始于儿童期，过敏是主要因素，但是也有因运动、病毒感染、环境污染、情绪波动、寒冷、药物等因素诱发，脱离刺激因素，部分患者会自发缓解。哮喘患者在接触刺激物（如花粉、尘螨、动物皮屑等）或进行剧烈运动后，气道会出现痉挛、炎症、黏膜水肿等症状，导致气道狭窄，使呼吸变得困难。

中医认为，支气管哮喘的发生与多种内外因素有关。外因主要包括风寒、风热、燥邪等外邪侵袭，内因则与脏腑功能失调、气血不和、痰浊内生等密切相关。发病机制上，中医强调"正气存内，邪不可干"，即人体正气虚弱时，外邪易于乘虚而入，导致肺失宣降、气机不利，从而引发哮喘。根据中医理论，支气管哮喘可分为风寒袭肺型、风热犯肺型、痰浊阻肺型、肺肾阴虚型等多种证型。每种证型都有其独特的临床表现和治疗方法。

二、我小时候没有哮喘的，怎么现在突然发病了

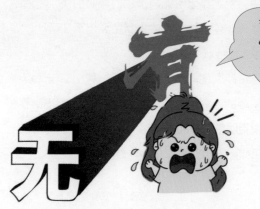

很多东西都可以有？但这个哮喘，真不想有！

哮喘发病因素很多，常见的有遗传因素、过敏原、环境因素、免疫系统异常、气道结构改变等。

儿童哮喘主要发生在儿童时期，占哮喘患者的绝大多数，发病原因多样，包括遗传因素、过敏原、病毒感染等。成人哮喘发病率较儿童哮喘低，发病原因与儿童哮喘相似，但患者往往有更严重的症状和气道结构改变。

占哮喘患者绝大多数的是过敏性哮喘，由过敏原引起。过敏性哮喘的发病原因包括花粉、尘螨、动物皮屑等。过敏性哮喘的症状包括喘息、咳嗽、胸闷等，严重

时可导致呼吸困难。因此，哮喘的发作有诸多因素掺杂，并非只有儿童期发作，环境改变、免疫力的下降等综合因素都可导致哮喘的发作。

还有一种特殊类型的运动性哮喘，主要发生在青少年运动员中，发病原因可能与运动时呼吸加快、气道干燥等因素有关。运动性哮喘的症状主要出现在运动过程中，运动停止后症状会逐渐缓解。

成人还可能发生职业性哮喘，是一种由工作环境中的过敏原引起的哮喘。常见的工作环境过敏原包括化学物质、生物物质等。职业性哮喘的症状与一般哮喘相似，但患者在工作环境中症状加重，休息后症状缓解。

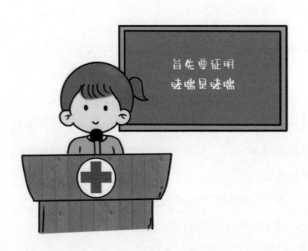

三、确诊支气管哮喘要做很多检查吗

诊断支气管哮喘需要综合病史、体格检查、影像学检查和实验室检查等多方面的信息，除了反复发作的呼吸道症状、双肺哮鸣音、症状可自行缓解或药物治疗后缓解、排除其他原因引起的类似症状外，还需要完善肺CT、肺功能检查，以及过敏原、IgE、血嗜酸性粒细胞等实验室检查，这里择要介绍。

过敏原检测：部分支气管哮喘患者可能对某些物质过敏，过敏原检测可以帮助诊断和确定过敏原。当然，我们也需要排除其他原因引起的类似症状，与慢阻肺等疾病进行鉴别诊断。

肺功能检查：这是诊断与评估支气管哮喘的重要手段，指导哮喘的分级以及进一步的治疗。医生需要依据肺功能的指标来确诊哮喘及其严重程度，并且哮喘的疗效评估也需要肺功能的指标监测。通过呼气流量测定检测患者呼气时的流量、流速，评估气道阻塞和肺功能状况。

支气管舒张试验：这是通过给患者吸入支气管扩张剂，如沙丁胺醇，观察肺功能指标的变化，评估气道阻塞程度。

支气管激发试验：这是通过给患者吸入刺激性气体，如组胺或乙酰甲胆碱，诱发哮喘的发作，观察肺功能指标的变化，以确诊哮喘。但此方法有一定的危险性，需在医师指导下进行检测。

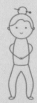

四、支气管哮喘会导致死亡吗

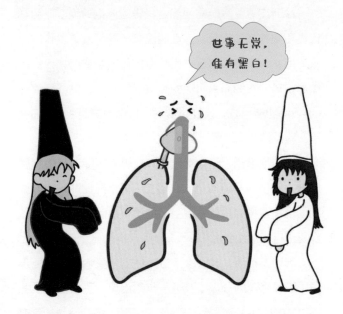

　　支气管哮喘患者的症状因个体差异而异，典型症状包括喘息、呼吸困难、胸闷、咳嗽等。根据哮喘的临床表现，可分为轻度、中度、重度和危重度四个级别。

　　轻度哮喘：患者一般症状较轻，发作频率较低，通常每周少于两次。患者在活动后可能出现气短，但休息后可以较快缓解。肺功能指标通常在正常范围内，呼吸流量峰值占预计值的 80% 以上，血气分析也都在正常范围。

中度哮喘： 患者症状较明显，发作频率较高，每周可能超过两次。患者在活动后容易出现气短，甚至可能在静息状态下出现症状。肺功能指标可能出现轻度降低，呼吸流量峰值占预计值的 60%～80%，血气分析可能出现轻度异常。

重度哮喘： 患者症状较严重，发作频率较高，几乎每天都会出现症状。患者在活动后气短明显，静息状态下也可能出现症状，甚至可能在夜间因哮喘憋醒。肺功能指标明显降低，呼吸流量峰值占预计值的 40%～60%。血气分析可能出现明显异常。

危重度哮喘： 患者症状非常严重，发作频率极高，几乎无法正常生活。患者在活动后气短严重，甚至可能在静息状态下也出现症状。肺功能指标严重降低，PEF 低于预计值的 40%。血气分析可能出现严重异常，甚至可能危及生命。

因此，我们要重视每一次哮喘的发作和治疗，减少意外发生。根据哮喘病情严重程度，应选择合适的支气管扩张剂治疗，如果治疗不及时，会因病情进展难以控制，而出现呼吸衰竭导致患者病情加剧甚至死亡。因此哮喘急性发作必须尽早治疗，以缓解气道痉挛为主。稳定期应控制气道慢性炎症，缓解气道痉挛，避免进展为重叠综合征，造成不可逆的气道损伤。

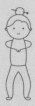

五、我就发了一次哮喘，需要终身用药吗

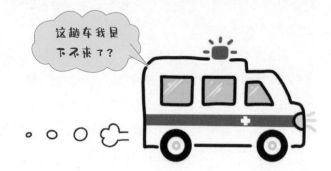

哮喘发作一般与接触过敏原相关，故如仅仅是因偶然接触过敏原而发病，则经过治疗后无需长期用药。但大部分患者可能不能脱离过敏原，有反复发作的风险，就需要长期使用药物治疗。

哮喘的治疗目的是控制症状，提高生活质量，并尽量避免副作用。治疗措施包括药物治疗和非药物治疗。治疗药物主要包括支气管扩张剂、糖皮质激素、抗白三烯类药物等。

药物治疗是哮喘治疗的主要手段，目的是控制气道炎症，缓解哮喘症状，改善肺功能。

非药物治疗包括避免接触过敏原、环境改善、戒烟限酒、心理调适等。哮喘患者需要长期规范化治疗和管理，以降低病情加重的风险。

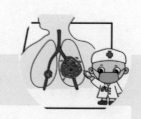

常用的哮喘治疗药物

支气管扩张剂	这类药物主要用于缓解哮喘症状,包括短效和长效支气管扩张剂。短效支气管扩张剂主要用于急性发作时缓解症状,长效支气管扩张剂用于预防哮喘发作。
吸入性皮质激素	这类药物是控制哮喘症状的关键,具有抗炎、抗过敏作用,可减轻气道炎症和痉挛。包括布地奈德、倍氯米松等。
口服皮质激素	这类药物主要用于急性发作期或严重哮喘患者,具有抗炎、抗过敏作用。包括泼尼松、强的松等。
抗白三烯类药物	这类药物主要用于控制哮喘症状,通过抑制白三烯类炎性介质的释放,减轻气道炎症和痉挛。包括孟鲁司特、普鲁司特等。
抗 IgE 单克隆抗体	这类药物主要用于治疗过敏性哮喘,通过结合 IgE 抗体,降低过敏原与 IgE 结合,减轻气道炎症反应。包括奥马珠单抗等。

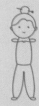

六、得了哮喘，我还能运动吗

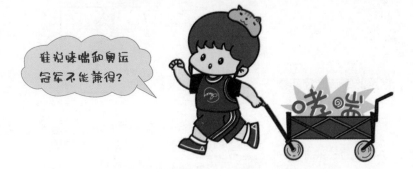

谁说哮喘和奥运冠军不能兼得？

哮喘的预后因患者年龄、病情严重程度、治疗效果等因素而异。通过规范化治疗和管理，大多数哮喘患者的症状可以得到有效控制，生活质量得到改善。预防哮喘的关键在于避免过敏原和环境刺激，提高机体免疫力，改善生活方式等。

患者应了解自己的过敏原，尽量避免接触，如花粉、尘螨、动物皮屑等，保持室内空气流通、清洁，避免空气污染和烟草烟雾等刺激物。同时患者和家属应了解哮喘的病理机制、治疗方法和预防措施，以便更好地配合治疗。保持良好的心理状态，减轻焦虑、抑郁等负面情绪，有助于哮喘的控制。适当锻炼可提高身体素质，增强免疫力，减轻哮喘症状。因此，病情控制稳定的患者可根据情况选择适当的运动方式，如散步、慢跑、游泳、打太极拳等。

第三节 慢支、肺气肿、慢阻肺

慢性支气管炎（慢支）、肺气肿和慢性阻塞性肺疾病（慢阻肺）是三种不同的呼吸系统疾病，但它们之间存在一定的联系。长期反复发作的慢支容易引起阻塞性肺气肿，这也是慢支和肺气肿的重要关联。肺气肿患者可能会出现呼吸困难、气短等症状，与慢阻肺的症状相似。慢阻肺患者可能会出现咳嗽、咳痰、气短等症状，与慢支和肺气肿的症状也相似。

一、反复咳嗽就是慢性支气管炎吗

经常咳嗽不一定是慢性支气管炎，病因很多。上呼吸道的疾病，比如感冒、咽炎或者气管炎、支气管炎，咳嗽往往是患者唯一的就诊症状。

慢性支气管炎是气管、支气管黏膜及周围组织的慢性非特异性炎症，多与感染或非感染因素长期刺激密切相关。临床以咳嗽、咳痰为主要症状，每年发病持续 3 个月，连续 2 年或 2 年以上。诊断慢性支气管炎需要进一步排除具有咳嗽、咳痰、喘息症状的其他疾病，如咳嗽变异型哮喘、肺结核、尘肺、肺脓肿、支气管肺

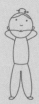

癌、支气管扩张、支气管哮喘、肺间质纤维化、胃食管反流综合征等。临床需完善血常规、肺功能、肺CT、过敏原、24小时胃酸pH监测。

因此慢性支气管炎的患者可以经常咳嗽，但是经常咳嗽的患者不一定是慢性支气管炎。

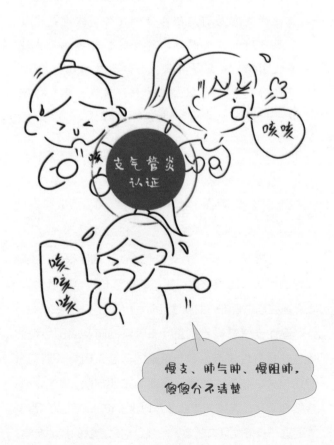

二、肺 CT 提示肺气肿，是不是肺功能就不好了

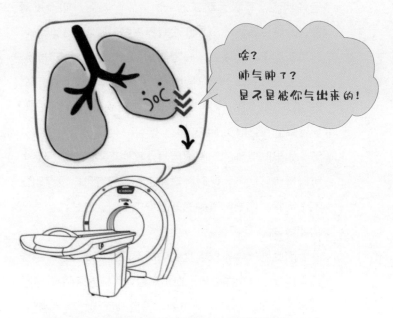

肺气肿是指终末细支气管远端的气道弹性减退，过度膨胀、充气和肺容积增大或同时伴有气道壁破坏的病理状态，是一种慢性呼吸系统疾病，主要是由于长期吸烟、吸入粉尘或职业暴露等原因所导致，最主要的临床表现是慢性咳嗽、咳痰，以及活动后气短、活动耐量下降。早期可无症状或仅在劳动、运动时感到气短。随着肺气肿的进展，呼吸困难程度随之加重，以致稍一活动甚至完全休息时仍感气短。

　　其发生的原因很多，按原因可分为老年性肺气肿、代偿性肺气肿、间质性肺气肿、局灶性肺气肿、间段肺气肿、阻塞性肺气肿等。典型肺气肿者胸廓前后径增大，呈桶状胸，呼吸运动减弱，语音震颤减弱，叩诊过清音，心脏浊音界缩小，肝浊音界下移，呼吸音减低，有时可听到干、湿啰音，心音低远。肺气肿患者肺功能测定表现为残气量、肺总量增加、残气／肺总量比值增高、FEV_1/FVC（第一秒用力呼气量占所有呼气量的比例）显著降低、弥散功能减低。

　　如果肺气肿的范围很局限，其他正常的肺组织完全可以替代肺功能，这时肺功能正常，患者可以没有明显不适症状。如果肺气肿的范围很广泛，这时往往会有肺功能异常。

　　因此肺气肿不仅仅是肺功能不好，需要通过肺部影像学检查、肺功能检查、血常规检查等检查来明确诊断。但是，肺气肿会影响肺功能，造成肺部通气功能障碍，从而导致患者出现呼吸衰竭等情况。

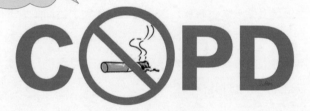

每天一包烟，慢阻肺召唤你！

三、医生已经诊断我慢阻肺了，戒烟还有用吗

患有慢阻肺的患者需要及时戒烟。

慢性阻塞性肺疾病简称慢阻肺，英文缩写为 COPD，是最常见的慢性呼吸系统疾病。慢阻肺不能根治，随着病情发展，肺功能逐渐减弱，呼吸气短，甚至穿脱衣服、刷牙、洗脸都有困难。慢阻肺具有高患病率、高致残率、高病死率的特点，严重影响中老年患者的预后和生活质量。

目前，公认吸烟是慢阻肺的最大风险因素，烟雾中的焦油、尼古丁以及有害气体颗粒，可损伤气道上皮细胞和纤毛运动，促使支气管黏液腺和杯状细胞增生肥大，黏液分泌增多，使气道净化能力下降。吸烟量越大、吸烟年限越长、开始吸烟年龄越小，慢阻肺发病风险越高。超过 20% 的吸烟者会发展成为慢阻肺，而长期吸"二手烟"者，患慢阻肺的风险将增加 48%。因此，戒烟是防治慢阻肺的主要方法。

慢阻肺的治疗需要早期干预、稳定期治疗和急性加重期治疗。其中，早期干预中最重要的措施就是戒烟。无论哪个年龄段或烟龄的人，在疾病的任何阶段，只要戒烟，都可以有效地减缓肺功能下降和病情发展的速度。因此，所有吸烟者都需要得到戒烟教育和治疗，包括家庭社会的支持和尼古丁替代疗法等。治疗需要一个长期的过程，任何戒烟失败者都需要得到再教育和再治疗。

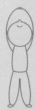

四、医生要给我用激素治疗慢阻肺，对身体损害大吗

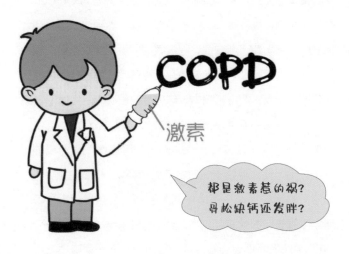

提到激素，大家的第一反应是激素副作用较大，不能长期使用。确实，长期大量使用糖皮质激素可引起肺炎的发生，可引起消化不良、骨质疏松，还有库欣综合征等副作用。但由于它有良好的抗炎作用、可减少炎症因子渗出、减轻支气管黏膜水肿、迅速缓解气喘症状等优势，临床上在慢阻肺治疗中有时又不得不用。关键是要正确选择用药的途径，掌握使用的时间。

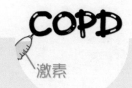

COPD
激素

减少激素治疗副作用的建议

严格按照医嘱服药　　确保按照医生的指示正确服用激素药物，不要自行增减剂量或改变用药方式。突然停药或自行调整剂量可能会导致副作用加剧或疾病反弹。

定期复查　　定期到医院进行检查，以便及早发现激素的不良反应，并及时进行干预治疗。医生会根据你的具体情况调整药物剂量或更换药物。

健康饮食　　建立健康的饮食习惯，有助于减轻激素治疗的副作用。建议减少油腻、高盐的食物摄入，增加富含钙和维生素 D 的食物，如牛奶、豆制品、绿叶蔬菜等。这些食物有助于缓解骨质疏松等副作用。

适量运动　　适当的锻炼可以保持骨骼肌肉健康，减轻激素治疗带来的副作用。建议根据自己的身体状况选择合适的运动方式，如散步、慢跑、瑜伽等。

调整用药时间　　根据医生的建议，尝试调整激素药物的服用时间。例如，早晨 6 点到 7 点左右的时间服用，因为这段时间与人体自身分泌激素的时间比较吻合，有助于减少副作用。

关注代谢变化　　长期服用激素药物可能会影响代谢，因此患者要定期到医院检查血糖、血脂等指标，以便及时发现并处理代谢异常。

心理调节　　激素治疗可能会影响患者的情绪和心理状态，因此建议患者在治疗期间保持良好的心态，积极面对疾病，与家人和朋友保持沟通，寻求心理支持。

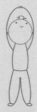

　　慢阻肺主要是吸入激素治疗，可以抑制呼吸道的炎症反应，减轻炎症相关的气流受限，改善肺功能和疾病的预后。和口服、静脉等给药方式相比，吸入治疗是将糖皮质激素转化为气溶胶形式，随着呼吸气流进入呼吸道，有直接作用于靶器官、起效迅速、局部剂量高、疗效佳等优点。全身副作用方面，吸入的激素总剂量很小，大部分沉积在呼吸道和肺部，进入血液影响全身的量极其微小，全年累积量不及静脉使用一次的剂量，所以长期吸入激素的副作用可以忽略不计。

　　长期观察研究显示，持续吸入激素治疗慢阻肺，对患者的免疫功能、糖尿病等都没有明显影响。局部副作用方面，吸入激素有一部分会停留在口咽部，可能会导致口腔真菌感染或声音嘶哑等副作用。因而吸入激素后，需及时充分漱口，减少局部药物沉积。

　　总之，正确合理应用糖皮质激素是提高其疗效、减少副作用的关键。

五、只有慢阻肺危重期才需要一直在家吸氧吗

365 天 ?

我是如此需要你，在我生命中的每一天……

慢阻肺患者必要时需要家庭氧疗。

慢阻肺的治疗主要包括药物治疗及非药物治疗，其中氧疗是非药物治疗的主要手段。但大部分慢阻肺患者往往对长期家庭氧疗存在戒备心理，认为"危重时或危重患者才需要吸氧，我现在好好的，干吗要吸氧"。其实

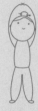

这种想法太过片面，长期家庭氧疗的主要目的是纠正低氧血症，防止和逆转缺氧导致的组织损伤和器官功能障碍，尽量保持患者的日常生活能力。

慢阻肺的患者往往都存在一定的低氧血症，当动脉氧分压小于 55 毫米汞柱或氧饱和度小于 88%，氧饱和度小于 89% 或氧分压在 55 ~ 60 毫米汞柱，患者有肺动脉高压、红细胞增多、右心衰竭时，都建议长期家庭氧疗。

家庭氧疗一般都是经鼻导管吸入氧气，流量1.0 ~ 2.0 升 / 分钟，吸氧持续时间 > 15 小时 / 天。尤其在夜间需要输氧。因为入睡以后，人体的氧分压更加低。氧疗的目的是使氧分压 > 60 毫米汞柱，指脉氧饱和度在 90% 以上。

慢阻肺终末期的患者病情很重，存在着严重的缺氧，对全身各个脏器都会造成很大的损害，包括对心、脑、肾脏的损害，严重的缺氧会带来严重的心脑血管并发症。所以氧疗可以改善症状、纠正低氧血症、降低肺动脉压、改善睡眠、提高生活质量、降低入院率及死亡率。但是家庭氧疗同时也需注意吸氧时间、氧气安全、空气湿化以及防止交叉感染。

第四节　肺结核

　　肺结核是一种由结核杆菌引起的呼吸道传染病，俗称痨病。结核病可以发生在肺、气管、支气管和胸膜等部位，主要通过患者咳嗽、打喷嚏或大声说话时喷出的飞沫传播给他人。如果患上肺结核后不能及时、彻底治疗，会对自己的健康造成严重威胁，而且还可能传染其他人。只要坚持正规治疗，绝大多数肺结核患者是可以治愈的。如果怀疑得了肺结核，应及时到县（区）级结核病防治机构接受检查和治疗。

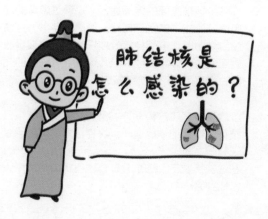

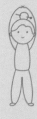

一、看上去身体不错的人，怎么也会得肺结核呢

　　肺结核，是一种由结核分枝杆菌引起的传染病，影响着全球数百万人的生活。在我们探讨为什么有人会患上肺结核之前，让我们首先了解这种疾病，以及这种疾病是如何传播的。

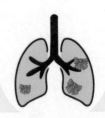

结核分枝杆菌的传播途径

空气飞沫传播	肺结核最主要的传播途径，是通过患者的呼吸道分泌物中的飞沫传播。当患者咳嗽、打喷嚏或说话时，携带结核分枝杆菌的飞沫被释放到空气中，如果其他人吸入这些含有病菌的飞沫，就有可能感染肺结核。
密切接触传播	除了空气飞沫传播外，密切接触也是结核分枝杆菌传播的途径之一。这种接触包括与患者长时间共同居住、工作，或是亲密的社交接触。在这些情况下，结核分枝杆菌有机会从一个人传播到另一个人。

肺结核是结核分枝杆菌侵入人体引发的肺部慢性感染性疾病，其中痰内含结核分枝杆菌者为传染性结核病。当人体抵抗力强、侵入结核分枝杆菌量少时，大多数情况下仅在局部形成轻微病灶，不引起临床发病，但机体也产生获得性免疫，同时引起特异的变态反应，称为感染。

感染肺结核的因素是多方面的，包括个体的免疫系统状况、生活环境和一些特殊的风险因素，免疫系统的强弱直接关系到一个人是否容易感染结核分枝杆菌。免疫系统较弱的人，如艾滋病患者、接受器官移植或化疗的人，更容易受到结核分枝杆菌的侵害。

生活环境也是一个重要的因素，在一些拥挤、通风不良的环境中，结核分枝杆菌的传播更为容易。贫困、营养不良和卫生条件差的地区，肺结核的发病率较高。一些特殊风险因素也会增加感染肺结核的可能性，例如长时间暴露于感染者附近、吸烟、酗酒、患有糖尿病等状况，都可能提高患肺结核的风险。

总的来说，肺结核的传播途径和感染因素复杂多样。了解了这些信息，我们能够更好地预防肺结核的发生，保护自己和他人的健康。及时就医、保持良好的生活习惯，是预防肺结核的有效途径。

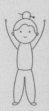

二、我得肺结核了，还能和家人一起生活吗

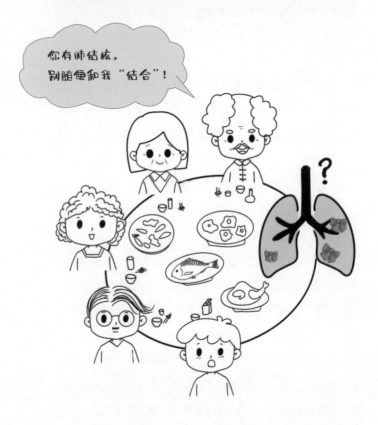

　　肺结核虽然具有一定的传染性，但在规范治疗和合理预防措施下，与患者共同生活的安全性是可以得到有效保障的。患者及其家人应积极配合医生的治疗方案，同时注意个人卫生，共同努力降低传播的风险。

肺结核主要通过空气飞沫传播，当患者咳嗽、打喷嚏或说话时，携带结核分枝杆菌的飞沫可能被释放到空气中。这些飞沫中含有活跃的结核分枝杆菌，如果其他人吸入这些飞沫，就有可能感染肺结核。

传播风险取决于多个因素，包括感染者的传染性、接触时间和环境条件。一般而言，与患者有密切而长时间的接触，特别是在狭小、通风不良的环境中，传播的风险较高。

肺结核患者在接受正规的治疗后，传染性一般在数周内就会减少。在规范的治疗过程中，医生通常会根据患者的病情和治疗效果来判断何时患者不再具有显著的传染性。

对于患者而言，接受规范的抗结核治疗是保障自身和家人安全的首要条件。规范治疗有助于迅速降低患者的传染性，减少传播的风险。患者和家人都应该保持良好的卫生习惯。患者咳嗽、打喷嚏时应该使用纸巾或肘部遮挡口鼻，勤换洗衣物和床上用品，以减少结核分枝杆菌的传播。应该经常洗手，保持室内通风。

在患者接受治疗期间，尤其是传染性较强的初期，家人应尽量避免与患者保持密切的接触，特别是长时间在狭小空间内共同生活。可以通过保持距离、使用口罩等方式来降低传播的风险。

家人定期进行结核菌素试验，有助于及早发现是否存在感染的迹象。及时发现感染可以采取相应的预防措施，降低感染的风险。

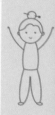

三、结核病能治好吗，会留后遗症吗

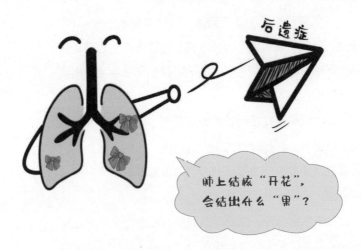

肺上结核"开花"，会结出什么"果"？

　　结核病是一种可以治愈的疾病，关键在于早期的诊断和规范的治疗。

　　通过结核菌素试验、X 线和痰液检查等手段，医生能够迅速确定患者是否感染了结核分枝杆菌。一旦确诊，及时开始规范的抗结核治疗至关重要。

　　抗结核治疗一般采用联合用药，包括异烟肼、利福平、乙胺丁醇、吡嗪酰胺等药物。患者需要按照医生的建议进行长期用药，通常为 6 个月或更长时间，以确保消灭体内的结核分枝杆菌。在治疗过程中，患者需要定期接受医生的随访和监测。这包括体检、血液检查、X线检查等，以评估治疗的效果，并及时调整药物剂量或方案。患者的积极配合对治疗的成功至关重要，按时服药、遵循医嘱、保持良好的生活习惯，都有助于提高治疗的效果。

大多数患者在抗结核治疗后，结核分枝杆菌会被有效清除，病情得到稳定，临床症状减轻，治愈的可能性较大。然而，有些患者可能在治疗过程中出现副作用，或因个体差异导致治疗效果不佳。在这种情况下，可能会留下一些后遗症，如肺组织的瘢痕、肺功能的损害等。这里特别强调早期诊断和积极治疗的重要性，以减少后遗症的风险。

治愈后，患者需要继续接受定期的随访和监测。在一些情况下，结核病可能会复发，需要重新开始治疗。因此，患者需要维持健康的生活方式，提高免疫力，降低复发的风险。

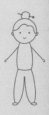

后遗症

结核病的常见后遗症

肺部纤维化	会导致肺部弹性降低，呼吸困难，严重影响患者的生活质量。
肺功能减退	可能导致呼吸困难、慢性咳嗽等症状。
药物性肝损害	在治疗过程中，需要定期监测肝功能。
药物性肾损害	在治疗过程中，也需要关注肾功能的变化。
结核性脑膜炎	可能导致头痛、发热、呕吐等症状，严重时可能导致昏迷、死亡。
神经系统并发症	如脊髓结核、结核性脑膜炎等。
心理压力与焦虑	患者可能因担心疾病复发、传染给家人等原因而感到焦虑不安。
生殖系统影响	如睾丸炎、附睾炎、输卵管结核、卵巢结核等。

四、肺结核已经治愈了，还会复发吗

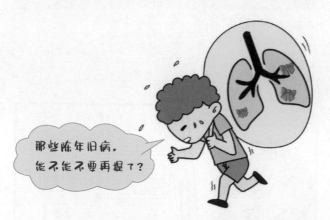

那些陈年旧病，能不能不要再提了？

　　尽管经过规范治疗，大多数肺结核患者能够成功康复，但仍然存在一定的复发风险。复发可能由多种原因引起，包括疗程不足、用药不规范、药物耐药性等。药物耐药性是导致肺结核复发的重要因素之一。如果患者在治疗期间未完全按照医生的建议使用抗结核药物，或者在治疗后未完成整个疗程，结核分枝杆菌可能对药物产生耐药性，增加复发的风险。每个人的身体状况和免疫系统不同，一些患者可能因为免疫系统较弱或其他健康问题而更容易复发。

　　肺结核的复发是一个复杂而多因素的问题。通过科学的治疗、患者的积极配合以及预防措施，复发的风险可以被最小化。患者需密切关注健康状况，定期随访，并在医生的指导下管理个体化的康复计划。

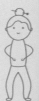

五、我得过肺结核，单位还会要我去上班吗

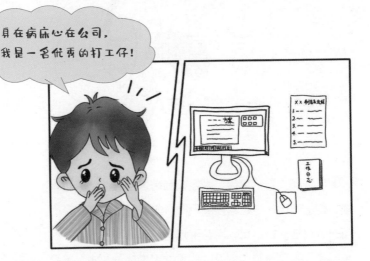

身在病床心在公司，
我是一名优秀的打工仔！

在大多数国家，法律法规都规定了对于康复者的就业保障。肺结核属于传染病，但是在规范治疗后，康复者通常不再具有传染性。因此，法律通常会禁止因康复者得过肺结核而歧视其就业。法律也对患者的隐私进行了保护，雇主在不侵犯员工隐私的前提下，不能要求员工透露其病史。康复者有权保护个人隐私，雇主不得因其得过肺结核而辞退或歧视他。

经过规范治疗，肺结核患者通常在数周至数月内就能康复。治愈后，传染性大幅降低，不再对他人构成严

重威胁。肺结核患者不仅需要身体康复，还需要心理康复。康复过程中，一些患者可能会感到身体疲惫或心理压力，这需要一定时间来逐步调整。然而，这并不影响其继续工作的能力。

企业通常有权要求员工提供医疗证明，以确保其健康状况适合工作。对于康复的肺结核患者，提供相关医疗证明是很有必要的，以证明其不再有传染性，并且身体和心理康复状况良好。可以与康复者进行沟通，了解其康复情况，以便做出相应的工作调整。可能需要一些灵活操作，比如调整工作时间、提供一些必要的支持措施，以确保员工能够顺利进入工作状态。

康复者可能在工作中面临一些心理压力，企业应提供必要的心理支持，例如提供心理咨询服务或创造一个支持性的工作环境。康复者在康复后可以主动说明其康复情况，提供医疗证明，并表达对工作的热情和责任心。康复者在工作中要保持良好的职业素养，与同事建立良好的关系，以确保自己的就业权益。

第五节　肺癌

肺癌是支气管黏膜或腺体的恶性肿瘤，其发生与多种因素有关，其中长期大量吸烟是肺癌的重要致病因素。吸烟不仅直接影响本人的身体健康，还对周围人群的健康产生不良影响，导致被动吸烟者肺癌患病率明显增加。

一、我不抽烟，怎么会得肺癌

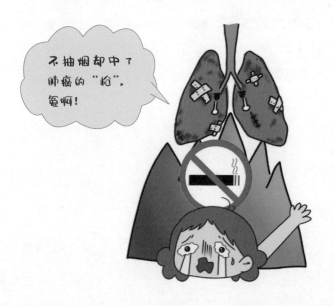

虽然吸烟是肺癌的主要危险因素之一，但不吸烟的人也有可能会得肺癌，肺癌的发展是一个复杂的过程，受到多种因素的影响。

不吸烟者患上肺癌的因素

空气污染	包括室内小环境及室外大环境污染，被动吸烟、燃烧燃料及烹饪过程中产生的致癌物质，对女性腺癌的影响较大。
职业暴露	多种特殊职业接触可增加肺癌的发病风险，包括石棉、氡、铍、铬、镉、镍、硅、煤烟以及电离辐射和微波辐射等。其中石棉是公认的致癌物质，接触者肺癌、胸膜和腹膜间皮瘤的发生率明显升高。
遗传及基因因素	肺癌可能是一种外因通过内因发病的疾病，肺癌患者中存在家族聚集现象。
其他肺疾病	如慢阻肺和肺纤维化，可能会增加患肺癌的风险。此外，病毒感染、真菌（如黄曲霉）毒素等，对肺癌的发生可能也起一定作用。
饮食因素	较少食用含 β 胡萝卜素的蔬菜和水果，肺癌发生的危险性升高。
精神因素	精神因素既能导致癌症也能治疗癌症，生活在祥和、心情舒畅的环境里可减少癌症的发生。

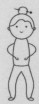

二、得了肺癌，我还能手术吗

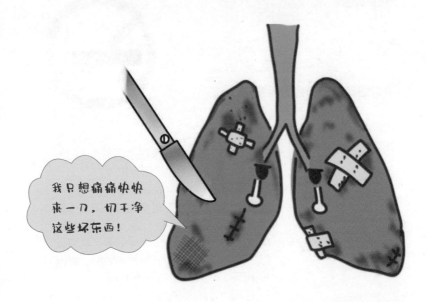

手术治疗是肺癌的主要治疗手段，能达到治愈、延长生存周期的目的。肺癌患者能否做手术，需根据患者病情的严重程度判定，不可一概而论。

肺癌患者能不能做手术要看诊断时肿瘤的波及范围，也就是分期。早期肺癌患者，甚至是局部晚期或者Ⅲa期以前的肺癌患者，都有手术的机会。即使患者的肿块比较大，可能手术切不干净，也可以先行化疗或放疗，等肿块缩小以后再行手术切除治疗，这在临床上叫作新辅助放疗或者新辅助化疗。但如果肿瘤发生了远处器官的转移，也就是到了Ⅳ期，一般情况下就没有手术的机会了。当然，姑息性手术除外。所谓姑息性手术，就是说患者存在肿瘤威胁生命的紧急情况，可用手术治疗快速缓解危险病情，并不是用来根治肺癌。

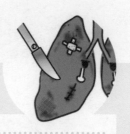

肺癌手术的禁忌证

① 肺癌病期超出手术适应证范围

② 全身状况差

③ 6 周之内发生过急性心肌梗死

④ 严重的室性心律失常或不能控制的心力衰竭，心肺功能不能满足预定手术方式者

⑤ 80 岁以上且病变需要行全肺切除者

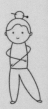

三、化疗、靶向和免疫治疗可以同时做吗

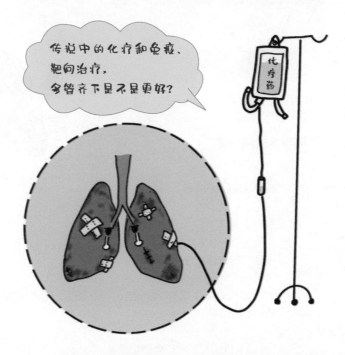

　　肺癌的治疗主要包括手术、放疗、化疗、分子靶向治疗和免疫治疗等手段，化疗只是一种重要的手段。需不需要化疗，一般可根据病情严重程度、癌细胞是否发生转移等情况进行判断。有些早期的肺癌，通过手术切除后是可以不用全身治疗的。对中晚期的肺癌，要根据术后的病理情况和分期，来决定是否化疗，晚期肺癌还

可能需要全身治疗。化疗也可以和免疫治疗或者靶向治疗联合应用。

很多人惧怕化疗。实际上，并不是所有的患者都会因为化疗出现更多的症状，经过化疗之后，更多患者会有很好的生活质量。化疗分为新辅助化疗、辅助化疗、姑息化疗，严格掌握临床适应证后，副作用会更小。化疗时，医生会充分考虑患者病期、体力状况、副作用、生活质量及患者意愿，避免治疗过度或治疗不足。治疗期间，会及时评估化疗疗效，密切监测及防治副作用，并酌情调整药物和（或）剂量。

分子靶向治疗需要明确基因突变状态，依据分子分型指导靶向治疗。近年，以免疫检查点抑制剂（如PD-1单抗或PD-L1单抗等）为代表的免疫治疗已被证实可改善肺癌患者的生存率。

晚期肺癌患者治疗方案需要结合肿瘤侵犯部位、肿瘤病理类型、结合患者的体质、免疫功能状态等制定个体化的治疗方案，如果专科医生认为可行，可同时进行化疗、免疫以及靶向治疗。当然，患者和家属不能强行要求"一起上"，治疗手段并非"多多益善"，也不能因为"隔壁老王"三管齐下效果好，自己也要照搬他的方案。

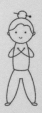

四、肺结节就是肺癌吗

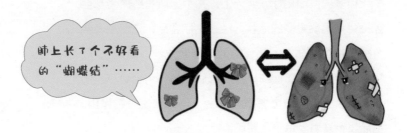

肺上长了个不好看的"蝴蝶结"……

肺结节不等同于肺癌。肺结节是一个综合概念，指影像学上直径≤3厘米、密度增高的阴影，通常将肺内直径≤1厘米的局限病变称为小结节，1厘米＜直径≤3厘米的局限病变称为结节，而直径＞3厘米者则称为肿物。肺结节的成因可能与空气刺激物或污染物、呼吸系统感染或陈旧病变相关，炎症、结核、肿瘤等多种疾病均会表现为肺结节。肺结节可能是良性结节，也可能是恶性结节。有研究表明，95%以上CT发现的肺部结节都是良性病变，只有极少数为肺癌或恶性肿瘤。

但是，肺结节和肺癌有密切的关系，所有的肺癌都是从正常的细胞癌变过来的，在早期都可表现为肺结节，只是日常生活中没有进行体检，没有去发现。

根据结节密度不同，可分为实性结节、部分实性结节和磨玻璃结节。大小、密度和形态不同的肺结节，其恶性概率也不同，不能仅仅依靠结节的大小或密度推测结节的恶性概率，还需结合结节的形态、内部结构等性质综合判断。

一般来说，肺结节越大，患上肺癌的概率也就越高。同时肺结节和肺癌的临床症状也有所不同。肺结节早期通常没有明显的症状，偶尔会出现咳嗽以及少量咳痰的现象。肺癌通常出现很多全身性的表现，比如发热和身体消瘦，甚至贫血及恶病质等症状。

目前，影像人工智能、新型的血液标志物检测等有助于进一步提高肺结节的诊断。恶性概率高的结节一般建议切除，而其他结节则根据不同危险程度选择相应的复查随访策略。

不同肺结节的随访策略要在专业医生的指导下进行，对于肺结节，要重视，但无需恐慌。

肺结节的随访策略

直径小于 6 毫米	如果是实性单个或者多个，一般可每年复查一次；如果形态是磨玻璃状，可在半年进行复查，如可以排除恶性可能，那么可以两年后随访。
直径为 6 ~ 8 毫米	对于实性结节，一般 3 ~ 6 个月要随访一次；部分实性结节如果高度怀疑恶性，需要尽快进行处理。
直径大于 8 毫米	可在 3 个月后复查 CT，如无恶化，可在一年后再复查。

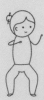

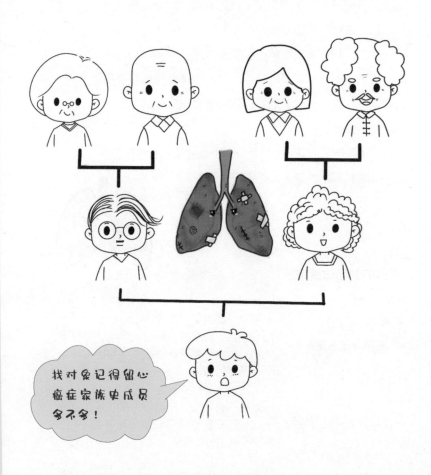

肺癌通常不会遗传，因为并不属于遗传性疾病，但肺癌有一定的家族倾向性以及家族聚集性。也就是说，一个家族里可能出现多位肺癌患者。

肺癌的发生是环境与遗传因素相互作用的结果，环境因素是肺癌发生的诱因，遗传因素在肺癌发生、发展过程中起重要作用。携带遗传易感变异基因的个体，对环境中的致癌因素更为敏感，在环境与基因的相互作用中更易患癌。

肺癌的发生发展涉及多基因参与、多阶段发展，伴随着大量基因的异常表达，相互作用形成复杂的分子网络，共同调控肿瘤细胞的生物学过程，从而导致肿瘤浸润、侵袭、转移等。

目前认为，肺癌的家族遗传现象可能是由染色体畸变造成的，这种畸变染色体有时会遗传给后代，使其下一代具有患肺癌的可能性，也就是遗传易感性。这主要是和一些错配修复基因、癌基因和抑癌基因的突变以及相关酶的代谢的突变有关系，也是有肺癌家族史的人发生肺癌的概率明显高于没有肺癌家族史的人的原因。但是，我们不能笼统地说肺癌是从亲代直接通过遗传传递到子代的。

如果得知家族里面有某位亲戚或者直系亲属得了肺癌，应该提高警惕，及早预防，避免不良的生活习惯，尤其是要戒烟，并且注意定期体检和随访，以尽可能避免肺癌的发生。

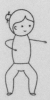

六、得了肺癌，靶向治疗能代替手术吗

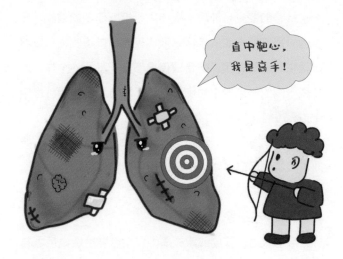

　　肺癌靶向治疗效果通常是比较好的，尤其是对于早期和中期肺癌患者来说。靶向治疗是一种针对特定基因突变的治疗方法，可以精准地杀死癌细胞，而不会对正常细胞造成太大的损伤。因此，靶向治疗的副作用相对较小，可以有效提高患者的生活质量和延长生存期。

　　然而，靶向治疗的效果也取决于多种因素，包括患者的病情、基因突变类型、治疗时机、治疗方案等。如果患者的病情比较严重，已经出现了癌细胞扩散的症状，那么靶向治疗的效果可能会受到一定的影响。此外，靶向治疗也需要根据患者的身体状况和并发症情况制定个

体化的治疗方案。

对于肺癌患者来说，是否可以通过靶向治疗来代替手术治疗取决于多种因素。首先，靶向治疗通常用于非小细胞肺癌患者，特别是那些具有特定基因突变（如 *EGFR* 或 *ALK* 突变）的患者。这种治疗方式的优势在于它比传统化疗更精准，副作用更小，但并不适用于所有肺癌患者。

手术是肺癌的首选治疗方法，特别是对于早期和中期肺癌患者。通过手术，可以切除肿瘤，减少肿瘤复发的可能性，并提高患者的生存率。

靶向治疗和手术治疗的选择还取决于患者的具体病情和身体状况。例如，如果患者身体较弱，不能承受手术的打击，或者存在严重的并发症，那么靶向治疗可能是一个更好的选择。

总之，肺癌患者是否可以通过靶向治疗来代替手术治疗，需要根据患者的具体情况进行综合评估。

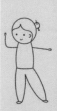

尽管现在有多种特殊检查可以帮助诊断呼吸病，但"验血"常规检查仍然是医生在临床上经常开具的检查项目。比如红细胞（RBC）计数及血红蛋白（Hb），严重肺气肿、肺心病患者可出现Hb绝对量增多；肺部细菌感染患者可出现白细胞总数增高；病毒及结核病患者白细胞计数一般正常，但可见淋巴细胞增多。除此之外，还有很多检查手段可以帮助进行呼吸病的诊断。

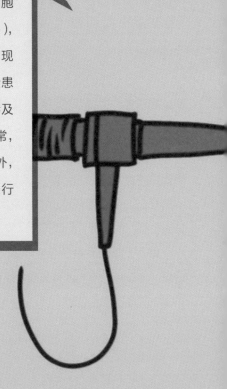

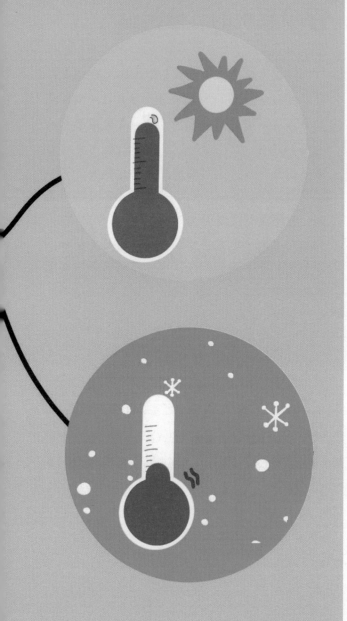

第二章 呼吸科医生常开的检查

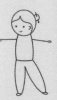

第一节　呼吸系统的影像检查

呼吸系统的影像检查主要包括 X 线检查和计算机断层扫描（CT）检查。胸片是呼吸系统疾病检查的首选和最常用方法，普遍用于体检及临床检查。CT 检查是呼吸系统最重要的影像学检查手段之一，能清楚显示出病变，有助于早期诊断。与胸片相比，CT 的图像分辨率更高，能够看得更清楚。然而，CT 的费用更高，辐射也更大，通常用于胸部疾病的筛查和初步诊断。对于不同的情况，可选择的影像检查方式会有所不同。

一、呼吸系统的影像学检查有哪些

呼吸系统影像学检查可以正确显示病变的部位和范围，提示疾病诊断线索，并可通过随诊复查观察病变有无进展或好转，从而进行疗效评估和指导治疗。当你到医院呼吸科看病，医生初步了解病情后可能会开出以下几种影像学检查：胸部 X 线检查、超声检查、磁共振成像及核素显像等。

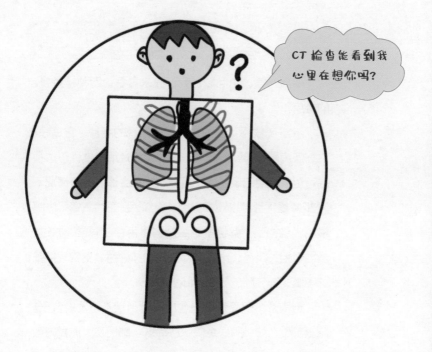

胸部X线检查主要包括X线平片摄影及CT扫描，它们是呼吸系统疾病诊断和评估的最主要的影像学检查方法，也是呼吸科医生最常开的影像学检查。而超声和磁共振由于其成像原理的特殊性，在呼吸系统疾病中的应用受到一定的限制；核素通气－灌注显像大部分人都不太熟悉，它主要用于评估肺血流的分布和肺泡通气情况；正电子发射断层显像（PET）联合CT（PET-CT）就比较高端了，在肿瘤疾病的评估中有重要作用，能够同时评估肿瘤的代谢功能、解剖定位和发现可能的胸外转移性疾病。

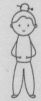

二、刚拍完胸片，咋又让我再去拍 CT

要想回答这个问题，我们先来看看这两种检查各自的特点和优缺点。

胸部 X 线平片摄影也就是通常说的胸片，它是呼吸系统疾病影像诊断的基本方法。X 线片清晰度优于透视，并可留下客观记录，便于复查对比和会诊。一般情况下，胸部 X 线平片可以观察胸廓、胸膜、肺野、气管、纵隔、横膈等结构，了解这些组织结构是否存在异常，并进一步发现相关疾病，比如肺部炎症、肺肿瘤、支气管扩张、肺不张、肺气肿、气胸、肺水肿等。

但胸片由于受组织重叠的影响，常不易发现位于较隐蔽部位，如肺尖、纵隔、心后区、肺门及大血管附近、横膈的病变，对于小病灶检出及对细微结构观察能力也有限。如果我们需要对这些方面进行观察，或者医生发现胸片诊断不明确时，就会建议进一步行胸部 CT 检查来做更为准确的诊断。

CT 是胸部结构的断面影像。如果说胸片是一本厚厚的书，那么 CT 就是把这本书翻开一页一页仔细看。它比胸片的功能强大很多，相比胸片检查，胸部 CT 扫描观察范围更广，可用于观察肺内、气管和支气管、纵隔、胸膜、胸壁、心脏和大血管的解剖结构及病理改变；并且对肺组织的结构观察更细，可以显示肺裂、支气管、肺血管、肺段及淋巴结。

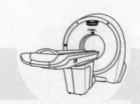

CT 扫描可以诊断的呼吸病种类

① 肺炎的诊断和疗效观察

② 肺结节的观察、随访和评估

③ 肺肿瘤诊断和分期

④ 肺栓塞的确诊

⑤ 气管及支气管异物

⑥ 肺水肿

⑦ 肺气肿量化分析

⑧ 气胸、液气胸

⑨ 胸部创伤

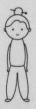

因为上述优势，胸部CT检查成为呼吸系统疾病诊断最重要的影像学检查方法。

延伸阅读

下面的两幅图像分别是同一患者在同一时期拍摄的胸片和CT图像，左图是胸片，两侧肺野（黑色的部分）很干净，肺纹理（白色树枝状）也比较清晰，所以胸片几乎看不出什么异常。但患者发热、咳嗽很厉害，而且听诊呼吸音粗，所以医生建议进一步做CT检查，结果在CT图像上（右图），我们看到了明显的炎症和渗出（箭头所指处白色的多发斑片，沿着树枝状的气管分布，边缘很模糊），这样医生就可以明确诊断肺炎并进行相应的治疗。

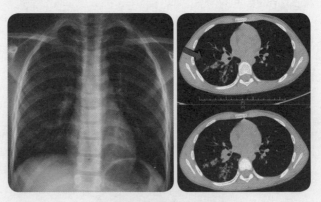

左图的胸片几乎看不出什么异常，
右图的 CT 看到了明显的炎症和渗出

三、磁共振是不是比胸部 CT 检查更清楚

众所周知，磁共振成像（MRI）是一种先进的也是比较昂贵的检查。那么，贵就一定好吗？答案是——不一定，尤其在胸部检查方面。

磁共振的总体优势是良好的软组织对比及无电离辐射危害，尤其是对软组织、脂肪和液体的显示更为敏感，在这些方面可能提供更多细节信息。但在肺部检查中，肺组织里有很多的气体，质子密度极低，肺内多处空气 - 软组织界面及心脏和呼吸运动导致的强磁敏感伪影使信号强度减低，对组织及病灶的显示清晰度常常不及胸部 CT。

目前胸部 MRI 的应用范围较窄，主要应用于肺动脉、主动脉和心脏疾病，对于纵隔病变及异常淋巴结的评价，MRI 可帮助确定病变的范围，如是否累及血管、椎体、肋骨、骨髓等。

因此，MRI 和胸部 CT 检查各有其适应范围和优势，医生会根据患者的症状、需要和临床情况来选择最佳的成像方式。贵不一定好，合适的才是最好的。

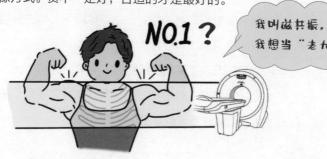

NO.1?

我叫磁共振，我想当"老大"！

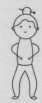

四、一年内做了好几次 CT，白细胞会不会被杀死

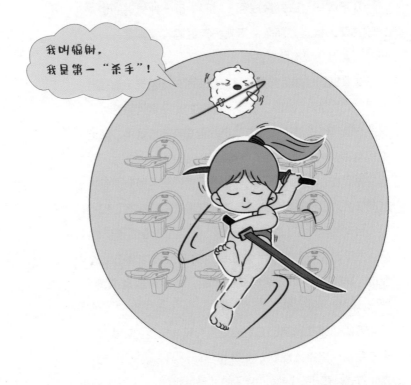

　　我们都知道暴露于放射线之下可能会导致白细胞减少、增加患白血病等癌症的风险，那有人就担心了：一年内做了好几次 CT，白细胞会不会被杀死呢？大家大可放心，因为 CT 的放射线剂量通常被控制在尽可能低的水平，以减少患者暴露于辐射的风险。

在影像工作中，放射线剂量是一个重要考量因素，尤其是在需要多次扫描的情况下。医疗设备制造商和医院会尽量控制 CT 扫描的辐射剂量，确保最小程度的暴露，但同时保持图像质量。

不同类型的 CT 扫描（例如肺部高分辨率 CT、肺 CTA 等）可能有不同的辐射暴露水平。扫描的技术参数，如电流、电压、扫描速度等会影响辐射剂量。另外，患者的体重、年龄和扫描范围也会影响辐射剂量。

一年内进行肺部 CT 检查的安全次数取决于多种因素，包括个体情况和检查的目的，医生会根据患者的具体情况和临床需要来决定适当的检查频率，以确保获得必要信息的同时最大限度地减少潜在的放射线风险。

对于一些特定情况，尤其是对于年轻人或需要多次检查的患者，医生会考虑最小化放射线暴露，选择其他成像方法或限制 CT 检查的频率。总体来说，医生和放射技师会努力确保 CT 的辐射剂量在安全范围内，并且根据尽可能低的暴露原则进行治疗。

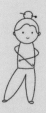

五、已经做了肺 CT，为什么医生还要我去做肺 CTA

肺 CT 和肺 CTA 虽然只有一个字母"A"的差异，但都是通过 CT 扫描获取肺部图像，但它们的焦点和目的可是大大的不同。

肺 CT 主要关注对肺部结构（如肺泡、支气管、肺组织）的详细成像，用于检测肿块、病变、感染、结节等问题。肺 CTA 则是在血管内注射药物后做 CT 扫描，着重于观察和评估肺部血管系统，特别是血栓、动脉狭窄、血管异常或栓塞等血管相关问题。

肺 CTA 能够提供高分辨率、详细和清晰的血管图像，快速捕捉血管结构，帮助医生准确诊断问题。相比传统的血管造影手术，肺 CTA 不需要插入导管进入血管，降低了风险并减少了患者的不适感。它可以检查整个肺部血管系统，提供全面的信息，包括异常血管和血栓形成等问题。

手术前，CTA 可以提供详细的血管结构信息，帮助医生规划手术方案。对于创伤患者，CTA 可以快速识别出是否存在内部血管损伤，从而指导治疗。CTA 还常常应用于评估肿瘤的血管供应情况，帮助医生制定治疗方案。而对已知患有血管问题的患者，需要定期进行 CTA 检查，以监测病情变化或治疗效果。

延伸阅读

　　我们来看看下面两幅图像，分别是同一患者同一体位同一层面的肺动脉 CTA 和胸部 CT 图像，左边是肺动脉 CTA 图像，右边是胸部 CT 图像。在胸部 CT 图像上，肺动脉（蓝色圆圈里的部分）密度均匀，都是均一的灰色，因此我们没有发现异常。但在打了造影剂后扫描的肺动脉 CTA 图像上，我们可以看到肺动脉里大部分被携带造影剂的血液充填，呈白色；而血栓（箭头所指）挡住了部分血流，表现为灰色部分。通过肺动脉 CTA 的检查，我们很容易地发现了藏在血管里的血栓，可以明确肺栓塞的诊断，并可以及时地进行取栓或溶栓的治疗。

　　由此可见，"工欲善其事，必先利其器"。要揪出血管里的"坏分子"，必要时还需要 CTA 的帮忙。

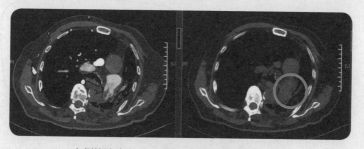

左侧的肺动脉 CTA 图像，可以看到明显肺栓塞。
右侧的胸部 CT 图像没有发现异常

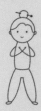

67

第二节　支气管镜检查

支气管镜检查结果可以为医生提供直接的观察证据，帮助医生准确诊断患者的病因。例如，如果检查结果显示支气管内有肿瘤，医生可以确诊为肺癌；如果支气管内有大量的痰液，则可能是慢阻肺或支气管扩张等疾病。支气管镜检查结果可以指导医生针对病因制定个性化的治疗方案。

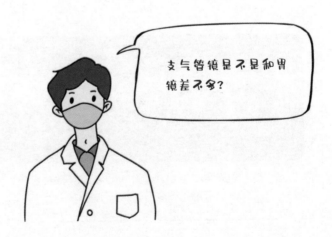

支气管镜是不是和胃镜差不多？

一、什么是支气管镜检查

当人的肺部或支气管出现问题而病因不明或需要特殊干预治疗的时候，就需要进行支气管镜检查或治疗。

支气管镜是一根小拇指粗细的、很长的软性视镜器械，从鼻孔或口腔通过声门进入气管和支气管以及更远端，可以直接观察气管和支气管的病变，也可以通过支气管镜进行无法直视疾病相关部位的活检或穿刺，或者做病灶部位的支气管肺泡冲洗、回收冲洗液，即支气管肺泡灌洗等相关检查。除此之外，还能通过支气管镜对特殊疾病进行支气管镜下的治疗。

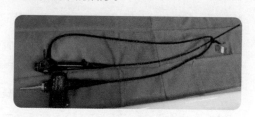

电子支气管镜

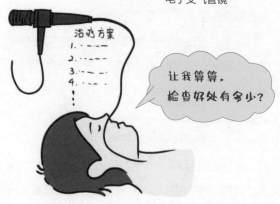

让我算算，检查好处有多少？

二、支气管镜检查痛苦吗

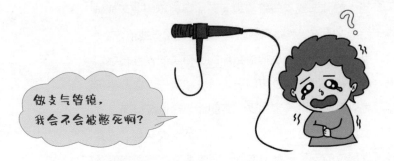

做支气管镜，我会不会被憋死啊?

支气管镜检查类似于胃镜检查，所不同的是支气管镜检查是进入气管内，所以刚进入气管时会有一种呛水窒息的感觉。局麻下支气管镜检查是有一定痛苦的，有顾虑的人可以选择无痛支气管镜检查即全麻下支气管镜检查。

局麻下支气管镜检查：即通过向容易引起患者咳嗽的气道敏感部位喷洒局麻药物，短时间内减轻气道反应，完成检查或治疗。局麻下支气管镜检查通过鼻道的时候易引起疼痛感觉，进入声门瞬间会出现胸闷、咳嗽、气急不适，有的患者会出现短暂血氧下降。在操作过程中容易发生恶心呕吐、剧烈咳嗽、气胸、低氧血症等呼吸系统异常，以及血压升高、心律失常等循环系统异常，检查完毕后一般均可恢复。

少部分患者因不能耐受或不配合，使支气管镜操作无法精确地诊治相关疾病，造成漏诊或误诊，甚至加重患者损伤。此时，需要进行全麻下的支气管镜或者无痛支气管镜检查。

无痛支气管镜：相对来说痛苦小，是很多患者尤其是老年患者比较喜欢的选择。无痛支气管镜通过使用一定剂量的镇静剂或止痛剂，使患者在睡眠状态下完成整个检查和治疗过程。镇静 / 麻醉技术可提高接受气管镜诊疗患者的舒适度和耐受性，并为操作者提供更好的条件。当然，无痛气管镜检查也同样存在一定麻醉风险。

镇静状态下，患者咽喉反射可能被抑制，口腔内分泌物可能误吸入气管；胃液及胃内容物可能反流并误吸入呼吸道，造成吸入性肺炎。因此，做无痛支气管镜检查前，患者必须严格禁食、禁饮，防止反流误吸。

无痛支气管镜检查其他可能的并发症

呼吸抑制	当呼吸暂停或呼吸频率及幅度减少或患者屏气时，可出现血氧饱和度明显下降。
喉、（支）气管痉挛	口腔内分泌物直接刺激咽喉部，（支）气管镜反复进出声门诱发喉部肌群反射性收缩，发生喉痉挛。
心血管并发症	镇静 / 麻醉的药物与操作以及（支）气管镜诊疗操作可能造成患者心率与血压剧烈波动，甚至出现心律失常、心搏骤停等情况。

71

三、做了支气管镜检查就能诊断肺癌吗

任何检查都不是完美无缺的，能否通过支气管镜检查诊断肺癌，要看病灶长的样子，也就是病灶的部位、大小以及和支气管的关系。

支气管镜检查只是明确肺癌诊断的一种方法。如果肺癌已经侵犯了气管或支气管，可以直接通过支气管镜检查观察肿瘤在支气管里面显露的情况，并进行肺癌的活检，明确诊断。

但是常规的支气管镜不能检查生长在支气管远端的，也就是离支气管很远的病灶，如果病灶又小，那么就不能获取标本进行确诊。所以，对于周围型的肺癌，在支气管镜看不到的情况下，可以通过磁导航等进一步明确诊断。

很多肺癌虽然离支气管很远，但是会发生转移，可以引起纵隔或肺门淋巴结肿大。对于肿大的淋巴结，可以通过支气管镜下超声引导下淋巴结穿刺，明确有无肺癌的淋巴结转移，并进行肺癌的分期，了解是否可以进行手术。

因此，对于支气管镜检查无法到达的病灶，是无法通过支气管镜检查明确诊断的。支气管镜只是一个帮助我们进行肺癌检查以及诊断的方式，并不能确诊所有的肺癌。

四、支气管镜检查会伤害身体吗

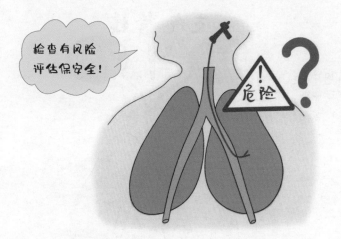

检查有风险
评估保安全！

　　检查的目的虽然是诊治疾病，但任何检查都存在一定的风险，有些存在一定的伤害性。支气管镜检查的目的是诊治肺部或支气管的疾病，但不管是局麻还是全麻支气管镜检查都存在一定的风险，包括检查过程中的不适感觉以及术后的并发症。因此，术前需要寻求专业医生的帮助。

　　专业医生做好全面的评估及准备，尽量减少由支气管镜检查带来的损伤。术前需进行全面评估包括心肺功能及出血风险的评估等，术前需禁食 8 小时，做好支气管镜检查的术前准备，在实际操作中，患者需严格执行医嘱，避免副作用发生。

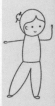

五、支气管镜能做哪些治疗

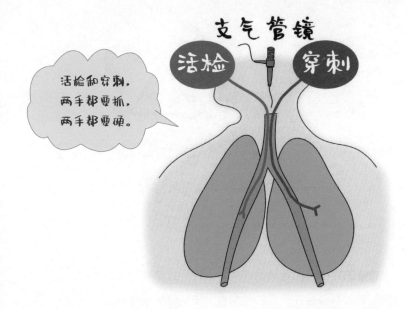

支气管镜不仅可以用来检查疾病，还可以对某些疾病进行治疗。当气道存在大量黏液无法咳出时会导致窒息，支气管镜可以吸除气管、支气管内的大量分泌物或痰栓，缓解呼吸道症状。对支气管扩张的患者，可行镜下分泌物清除；对于变应性支气管肺曲霉病的患者，可以除去部分黏液栓及进行辅助诊断。

很多老年人会误吸入假牙、瓜子皮、小骨头等，一些检查如口腔检查的器械容易掉入支气管，还有一些人容易卡住鱼刺，对于这类情况，可以通过支气管镜去除异物。

对于单纯的气道良性肿瘤，可在支气管镜下去除肿物。对于确切的支气管黏膜或黏膜下血管引起的出血，可以通过支气管镜吸出血块，避免窒息，还可行镜下止血治疗。

不管是良性还是恶性气道狭窄都会影响患者通气，可以通过支气管镜进行气道内支架植入术，解决气道狭窄问题。气管镜下做支气管内活瓣置入，将肺大泡内的气体排出，令其自然萎缩，可治疗肺大泡。对于失去手术机会的气管、支气管腔内恶性肿瘤，气管镜可行姑息性治疗。

近年来兴起的支气管热成形术，可减轻哮喘症状和防止病情加重。也可通过支气管镜下局部注入药物治疗某些特殊疾病，例如支气管扩张反复发作的患者，可以局部注入庆大霉素和地塞米松治疗，减少支气管扩张的反复加重。

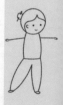

第三节 肺功能检查

　　肺功能检查通过检测肺容量、通气功能、换气功能等参数，可以发现异常的呼吸生理变化，为疾病的早期诊断提供依据。可以反映肺部疾病的严重程度，可以预测患者未来发生急性加重的风险，可以预测肺功能的下降速度。在治疗过程中，肺功能检查结果还可以评估治疗效果，指导治疗方案调整。

一、什么是肺功能检查

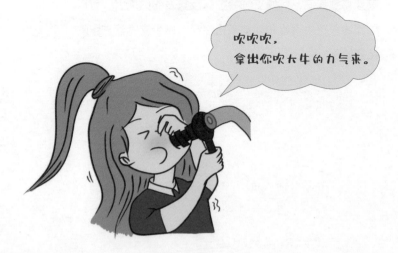

肺功能检查是一种评估肺部健康状况的医学检查，包括呼吸系统通畅程度、肺容量、肺通气等指标的测量。

该检查也是一种评价人体肺功能的医学检测方法，通过对呼吸容积、流速、压力等指标的测定以及呼吸气体成分的分析，来评估肺部功能的正常与否。肺功能检查主要涉及肺的通气功能、换气功能以及肺部的循环功能。

通过肺功能检查可以了解患者的呼吸功能状况，帮助诊断各种肺部疾病，如慢阻肺、哮喘、肺癌等，有助于早期发现病变，同时有助于鉴别呼吸困难的原因、判断气道阻塞的部位，并对评估肺部疾病的病情严重程度及预后具有临床价值。

通气功能检查： 主要包括肺活量、时间肺活量、最小和最大肺通气量等指标。

换气功能检查： 包括肺泡－动脉血氧分压差、肺泡通气量与肺泡二氧化碳分压等。

支气管激发试验和气管舒张试验： 这也是肺功能检查的常用方法，主要用于排除支气管哮喘。

肺功能检查同时也是一种无创性物理检查方法，适用于长期慢性反复咳嗽、咳痰、喘息等症状的患者，以及有哮喘等病史的人群。然而，肺功能检查也有一定的局限性，无法反映轻微的病理变化，需结合其他检查如CT、磁共振等手段，以助于诊断和排除其他非呼吸系统疾病。

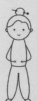

二、经常胸闷气短，就一定是肺功能差吗

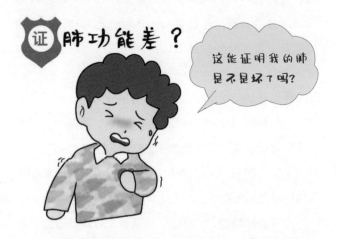

经常胸闷气短并不一定意味着肺功能差。胸闷气短可能是由多种原因引起的，包括肺功能不佳，但也可能是心脏、神经系统、代谢等方面的问题。

如果肺功能检查结果显示异常，那么可以考虑肺功能差是导致胸闷气短的原因之一。然而，仅凭胸闷气短的症状无法确诊肺功能差，还需结合其他检查结果和病史进行分析。在这种情况下，建议您就诊于专业医生，进行相关检查，如肺功能、心电图、血液检查等，以便找出原因并采取相应的治疗措施。同时，保持健康的生活方式，加强锻炼，改善心肺功能，有助于缓解胸闷气短的症状。

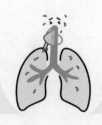

导致胸闷气短的可能原因

肺功能不佳
如慢性支气管炎、肺气肿、哮喘等肺部疾病，会导致肺泡交换氧气和二氧化碳的能力减弱，从而引起胸闷气短。

心脏问题
心律失常、心功能不全等疾病会影响心脏泵血功能，导致大脑和肌肉缺氧，进而引发胸闷气短。

神经系统问题
神经调节功能紊乱，焦虑、抑郁等心理因素也可能导致胸闷气短。

代谢问题
低血压、低血糖、甲状腺功能减退等代谢性疾病会影响身体新陈代谢和氧气输送，从而引起胸闷气短。

生活方式因素
长时间久坐、缺乏锻炼、吸烟、饮酒等不良生活习惯会导致肺功能和心功能下降，进而引发胸闷气短。

三、有肺气肿，能做肺功能检查吗

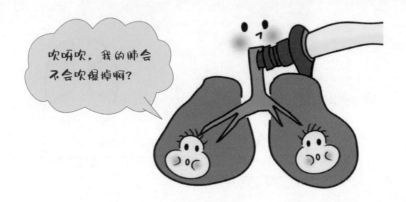

吹呀吹，我的肺会不会吹爆掉啊？

有肺气肿的患者可以进行肺功能检查。

对于肺气肿患者，肺功能检查可以帮助医生了解肺功能损害的程度、气道阻塞的类型和程度、肺弹性回缩力等，从而为临床诊断和治疗提供重要依据。

肺气肿患者的肺功能检查结果通常会出现异常，如阻塞性通气功能障碍、肺泡 – 动脉血氧分压差增大等。医生会根据检查结果，结合患者的病史、影像学检查等其他资料，综合评估患者的肺部功能状况。

总之，肺气肿患者可以进行肺功能检查，但需选择合适的检查方法，注意检查结果的解读，并在检查过程中关注舒适度和安全性。在进行肺功能检查前，建议患者先咨询专业医生，了解检查的必要性、适应证和注意事项。

四、假如肺功能已经减退了，多久需要复查

肺功能减退后，复查的时间因个体情况和医生建议而异。通常情况下，对于轻度肺功能减退的患者，医生可能会建议在一年左右进行复查。而对于中重度肺功能减退的患者来说，复查时间可能会缩短至半年或三个月。

然而，这仅是一个参考建议，具体复查时间应根据患者的病情、病因、治疗效果以及医生的建议来确定。在复查过程中，如果患者的肺功能得到改善，复查时间可以适当延长。反之，如果肺功能持续恶化，复查时间应缩短，以便及时发现并处理问题。此外，如果患者在复查期间出现症状加重、感染等情况，应随时就诊，根据医生建议调整复查时间。

总之，肺功能减退的患者应定期复查，具体复查时间需根据个体情况和医生建议来确定。在复查过程中，密切关注病情变化，并根据医生建议进行相应治疗。

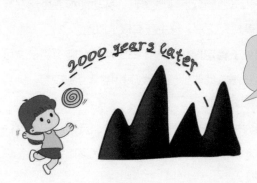

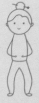

我的肺功能"离家出走"了，它啥时候回来？

五、为什么肺功能查出来正常的，医生还说我是哮喘

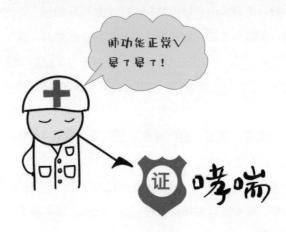

　　肺功能检查正常，并不意味着完全排除哮喘的可能性。

　　哮喘是一种慢性气道炎症性疾病，其特点是气道高度反应性和气道炎症。哮喘患者的肺功能检查可能在某些情况下表现为正常，这主要有以下原因。

　　哮喘处于稳定期：哮喘在稳定期时，肺功能检查可能表现为正常。此时，气道炎症和痉挛得到控制，肺功能受到的影响较小。

　　检查方法局限性：肺功能检查只能反映一定程度的气道阻塞和肺功能损害。哮喘患者的气道阻塞可能呈现

间歇性和可逆性，因此，在某些情况下，肺功能检查可能无法检测到哮喘引起的异常。

合并其他肺部疾病：哮喘患者可能同时患有其他肺部疾病，如肺气肿、慢性支气管炎等。这些疾病可能会对肺功能产生影响，导致肺功能检查结果正常，但实际病情并非如此。

个体差异：不同患者的哮喘病情和肺功能损害程度各异，某些哮喘患者在肺功能检查时可能表现为正常。

因此，肺功能检查正常并不能完全排除哮喘的可能性。对于疑似哮喘患者，医生会综合考虑患者的病史、症状、体征以及肺功能检查、呼气试验、血液检查等多方面因素，作出最终的诊断。

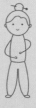

选择治疗方案是一个复杂的过程，需要综合考虑多种因素，包括疾病的类型、严重程度、患者的身体状况、疗效和副作用等。这些虽然主要是医生的工作，但也需要患者和家属的理解和配合。年龄、性别、生理状态和遗传因素等都可能影响药物的疗效和副作用，在选择药物或手术方案时，患者应该与医生密切合作，如实告知，尤其是是否有其他潜在的健康问题。遵循医生的建议，才能确保获得最佳的治疗效果。

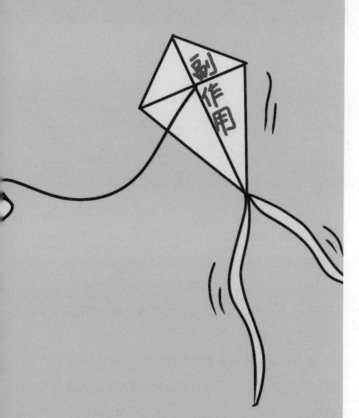

第三章 西医治疗的常见困惑

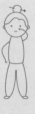

第一节　如何选择治疗药物

由于信息差，大众对熟悉的疾病、熟悉的药物往往存在很多误区。大家带着偏见去就诊，带着怀疑去接受治疗，而庞大的门诊量却不允许医生去对每一个患者一一讲解，造成了很多患者自作主张停药、不遵守医嘱甚至拒绝治疗，留下很多后遗症。

一、"头孢"吃了一周了，为什么咳嗽还没好

这里，我们有几个容易混淆的概念，先来梳理一下。我们所说的"头孢"是一类广谱抗生素，主要用来治疗细菌感染引起的疾病。而咳嗽却是一种呼吸道症状，引起咳嗽的原因有很多，并非都是由细菌感染引起。

因此，如果吃了一周头孢类药物，咳嗽还没有好，可能有以下几种原因。

细菌感染未得到有效控制： 如果感染的细菌对头孢类药物不敏感，也会导致咳嗽症状持续存在。需要做相关细菌学检查比如药敏试验、细菌二代测序等检查协助治疗。

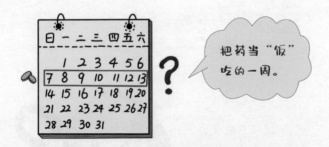

用药不对症：如果咳嗽是由于其他病原体引起的，例如腺病毒、支原体、衣原体等，那么头孢类药物就不会有治疗效果。如果咳嗽是由于咳嗽变异性哮喘引起的，那么头孢类药物也不会有治疗效果。临床上有些不典型的咳嗽是由于胃食管反流病引起的，胃酸刺激咽喉部引起的不适所致，那么头孢类药物同样不会有治疗效果。

未联合治疗：此外，如果咳嗽伴随其他症状，例如发热、咳痰、胸闷、胸痛等，那么也需要针对其他症状同时进行治疗，才能联合起来缓解咳嗽症状。

药物剂量不足或用药时间不够：有些时候，的确是细菌感染，也对我们选择的药物敏感，但如果头孢类药物的剂量不足或用药时间不够，那么就无法达到有效的血药浓度，也就无法产生治疗效果。因此，需要按照医生的建议正确使用头孢类药物，并确保足够的剂量和用药时间。

因此，如果吃了头孢类药物一周，咳嗽还没有好，建议及时就医，明确病因并采取相应的治疗措施，以帮助身体恢复健康。

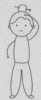

二、止咳药有这么多牌子，怎么选

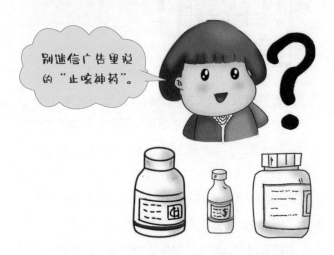

别迷信广告里说的"止咳神药"。

大众对于咳嗽其实一直有一个误区，认为咳嗽是一件不好的事情，事实上咳嗽是机体正常的一种保护性反射活动，其真正目的是清除呼吸道分泌物。因此，偶然咳嗽或者咳嗽轻微一般无需治疗。但反复的、长期的、中重度咳嗽，以及那些虽然轻微但是影响正常生活和工作的咳嗽，需要进行正规治疗。

大众常常在有咳嗽症状的初期会自行购买止咳药物。然而，目前市面上在售的止咳药物五花八门，某些镇咳类药物对中枢神经系统会有副作用，过量甚至滥用后果不堪设想。因此我们需要在有效和安全的前提下进行选择。

在选择止咳药物时，可以根据以下因素进行考虑。

药物成分： 虽然市面上有很多牌子的咳嗽药，但万变不离其宗。不同的止咳药成分不同，效果也会有所不同。常见的成分包括中枢性镇咳药和外周性镇咳药，前者如可待因、羟蒂巴酚、右美沙芬等，后者如苯丙哌林、普诺地嗪等。此外，市面上常见的很多复方制剂的止咳药，如含有抗过敏成分和解痉平喘成分的制剂，也常用于治疗咳嗽。

适应证： 面对五花八门的各种品牌的止咳药，挑选的时候不能被其商品名误导。不同药品针对的咳嗽症状可能有所不同。例如，上海中医药大学附属宝山医院独有的自制荆银合剂，主要用于痰热咳嗽或风热咳嗽等症状。

品牌信誉： 在选择止咳药时，品牌信誉也是一个重要的考虑因素。正规品牌的止咳药一般有国家药品监管部门的批准文号，其质量和安全性更有保障。

药品剂型： 不同品牌的止咳药剂型可能有所不同，例如口服液、糖浆、合剂等。应根据年龄、个人口感和用药习惯选择合适的剂型。不同剂型可能有不同的浓度，用药前须看清使用说明，谨防过量。

用法用量： 不同品牌的止咳药，用法用量也可能有所不同，应严格按照药品说明书或医生的建议使用。

总之，在选择止咳药时，需要仔细查看药品说明书，了解成分、适应证、品牌信誉、药品剂型和用法用量等信息，并根据自己的具体病情和用药习惯作出选择。如有疑问，建议咨询专业医生或药师。

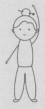

三、我只是咳嗽，怎么医生给我开了一堆抗过敏药

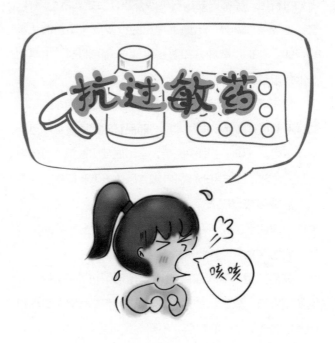

　　当医生给你开抗过敏药时，可能是因为他认为咳嗽是由过敏反应引起的。过敏反应可能导致呼吸道肿胀和刺激，从而引起咳嗽。抗过敏药可以帮助缓解这些症状。

　　咳嗽是许多疾病的症状之一，其中一些过敏原可能引发过敏性咳嗽。针对这种症状，抗过敏药物可以起

到缓解作用。抗组胺药物和抗白三烯药物对于过敏性鼻炎、哮喘、荨麻疹等过敏症状也有很好的缓解作用，对于过敏性咳嗽也同样有效，例如氯雷他定、孟鲁司特、扎鲁司特等都是常用的。糖皮质激素，例如地塞米松、泼尼松等是一种强大的抗炎药物，可以减轻各种炎症和过敏症状，有很好的抗过敏作用，对于过敏性咳嗽也同样有效。

总之，针对过敏性咳嗽症状，患者可以根据自身病情选择合适的抗过敏药物进行治疗。在使用这些药物时，应严格按照医生的建议进行用药，注意观察病情变化，及时调整治疗方案。同时，患者还应注意避免接触过敏原，保持室内空气流通，加强自身免疫力，以促进身体的康复。

中草药也是治疗过敏性咳嗽的重要手段之一。常用的中草药有麻黄、杏仁、甘草、桔梗等，具有宣肺止咳、化痰平喘的功效。根据辨证施治的原则，医生会为患者开具合适的中药方剂，以达到治疗效果。

另外，针灸疗法通过刺激人体穴位，调整气血运行，增强机体免疫力，可以缓解过敏性咳嗽症状。常用的针灸穴位有肺俞、定喘、风门等，可根据患者的具体情况进行选穴施治。推拿按摩是一种通过按摩人体特定部位，促进气血流通、舒筋活络的治疗方法。对于过敏性咳嗽患者来说，推拿按摩可以辅助缓解咳嗽、气喘等症状，提高生活质量。

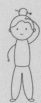

四、听说抗结核药物副作用大，能不能少吃一点

抗结核药物是一种治疗结核病的药物，常见的有异烟肼片、利福平片、盐酸乙胺丁醇片等。服用抗结核药物期间，身体可能会出现一些副作用，如身体乏力、头晕、头痛等。

如果副作用症状轻微，一般不需要特殊治疗。但如果出现严重的副作用，需要及时停止服用药物，并到医院就诊治疗。在服用抗结核药物期间，需要注意避免食用辛辣刺激性食物，以免影响病情恢复。

抗结核药物需规律用药，随便停药可能导致耐药性，增加治疗难度。抗结核药物治疗时间较长，通常需要数月甚至数年，如果出现肝肾功能损害等药物副作用时，需要在医生的指导下调整药物治疗方案，而不是自行停药。

总之，抗结核药物不能随意加减量，按照医生的建议和处方剂量服用药物是非常重要的。如果有任何不适或疑虑，应及时咨询医生。

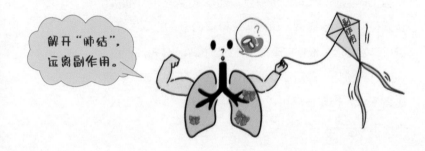

解开"肺结"，远离副作用。

五、激素治疗效果好，会使我发胖吗

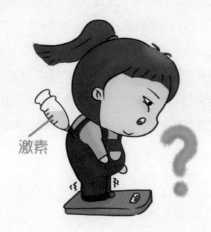

激素

激素治疗有可能，但并不是一定会导致发胖，是否发胖取决于应用激素的剂量和时间长短。

激素治疗引起体重增加，主要是由于激素对脂肪的合成有调节作用，促进脂肪的合成，并且重新分布，导致向心性肥胖，表现为躯干部位的脂肪含量增多，呈现水牛背、满月脸，但是四肢相对瘦小。

另外，服用激素后可能导致食欲亢进，摄入能量超标也会导致体重增加。服用激素之后可能导致水钠潴留，也会导致体重增加。激素还可能导致糖代谢的异常，诱发高胰岛素血症甚至糖尿病，胰岛素也可以进一步合成脂肪，从而导致体重增加。

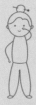

　　如果是小剂量短疗程应用激素，并不会出现以上这些情况，长期应用则很有可能会导致发胖。医生会定期评估使用激素的效果和安全性，如果应用激素治疗的各种疾病，比如自身免疫性疾病已经完全控制，甚至康复，医生会逐渐减少激素的用量，及时停用激素。

　　最主要的是，引起肥胖的激素减少、停用以后，体重就可以减轻。要注意均衡的营养、科学适度的锻炼、规律的作息、充足的睡眠，此外，戒烟限酒最重要。

第二节　有创的检查治疗如何选

　　前面已经说到，呼吸病的治疗过程中，有时需要接受一些有创检查和治疗。它们通常存在一定的风险，如感染、出血、疼痛等，只有当常规无创方法无法提供足够的信息，或者病情需要更深入的了解时，才应该考虑有创检查。在选择有创检查时，医生会评估风险与获益的比例，只有当潜在的获益大于风险时，才能进行。此外，还会考虑患者的身体状况和耐受性，以确定患者是否适合进行有创检查。不同的有创检查方法适用于不同的病情和患者群体，患者应该咨询医生，获得详细的解释和指导。医生也应该向患者介绍检查的必要性、风险、注意事项等，以便患者做出明智的决策，并向患者提供适当的心理支持。

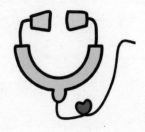

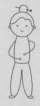

一、什么是胸腔穿刺术

胸腔穿刺术是一种诊断和治疗手段，通过用消毒过的针穿刺，经皮肤、肋间组织、壁层胸膜进入胸膜腔进行操作。在呼吸科的临床工作中，胸腔穿刺术是一个比较常见，又方便简易的诊断和治疗方法。

寻找病因： 具体来说，如果通过检查发现患者胸膜腔内有积液，可以通过胸腔穿刺术抽取液体，进行各种检查，以找到疾病的原因。

解除压迫： 如果腔内积液很多，压迫肺脏或者积液时间过长，其中的纤维蛋白容易机化而导致两层胸膜粘连，从而影响肺部呼吸功能，这时也需要进行胸腔穿刺术把积液抽掉。

药物治疗： 必要时还可以注入药物达到治疗目的。例如如果是由癌症引起的胸水，可以注入抗癌药，起到抗癌作用。

胸腔减压： 如果胸腔内有过多的气体，比如气胸患者，胸膜腔已经由负压变成了正压，那么也可以通过胸腔穿刺术进行减压，把气体抽出来。

二、做胸腔穿刺术需要进手术室吗

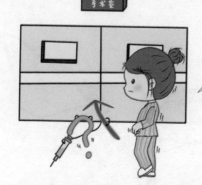

既然胸腔穿刺术也是一种手术，那么需要进入手术室完成吗？

一般来说，胸腔穿刺术是一项操作相对比较简单的小手术，这种手术创伤非常小，并不是大家所说的"开大刀"的那种手术。

因为大部分胸腔穿刺术只需要局部麻醉，所以并不需要手术室的麻醉师，也不需要手术室中的监护设备，对于手术环境要求也没有那么高。对于大部分病情不严重的患者来说，需要进行穿刺抽吸或者是胸腔闭式引流的话，一般在病房或者找一个无菌的空间就可以了，例如换药室或者操作室，当然具体在哪里操作是由患者所在医院的条件来决定的。

但如果患者病情特别严重，那么为了安全起见，也可以选择到手术室进行胸腔穿刺术，以免发生意外。

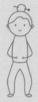

三、什么是内科胸腔镜检查

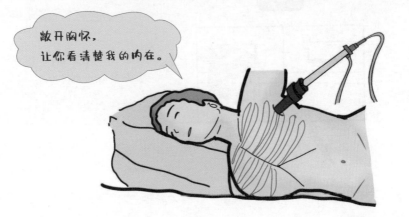

敞开胸怀，
让你看清楚我的内在。

顾名思义，胸腔镜是将视镜伸入胸腔来做胸膜或肺表面活检的检查。由于目前胸腔镜在内科即可完成，又称内科胸腔镜，指以微创手术为目的，将带有摄像头及操纵孔的小导管通过皮肤切口伸入人体胸腔内，进行相关检查及治疗的操作。内科胸腔镜主要作为一项诊断性操作，但也能够用于治疗。

内科胸腔镜为胸腔积液和顽固性气胸的诊治提供了一种手段。胸腔镜不仅能对壁层胸膜进行活检，还能对膈肌、肺和纵隔进行活检。可以快速准确地排除胸腔积液，直视下均匀喷洒滑石粉（6～10毫升），是非手术治疗的金标准。且内科胸腔镜是一项较为安全的操作，只有较少的绝对和相对禁忌证。

四、支气管镜能代替喉镜检查吗

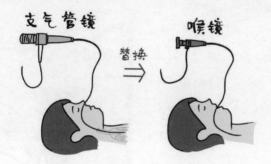

支气管镜可以部分代替喉镜,但是喉镜不能代替支气管镜。

电子喉镜主要用于检查鼻腔、鼻咽和喉咽等声门以上位置的疾病,而电子支气管镜主要检查声门以下气管、支气管位置的疾病,通常情况下不可替代。但在某些情况下,如喉镜设备损坏或者需要进行喉部治疗时,可临时替代。

进行支气管镜检查时,会经过鼻腔、鼻咽、喉咽、声门等处,同样可对上述区域进行仔细观察。一旦发现异常情况,即可通过活检钳进行组织学活检。

虽然支气管镜可代替喉镜检查,但是两种检查的目的不同,术前准备不同,因此,在实际工作中,如无声门以下的病变,建议用喉镜检查来明确疾病。如在检查中发现声带、咽喉部有异常,则需要在喉镜支持下进行进一步处理。此种情况下支气管镜无法代替喉镜,需通过喉镜反复治疗。

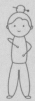

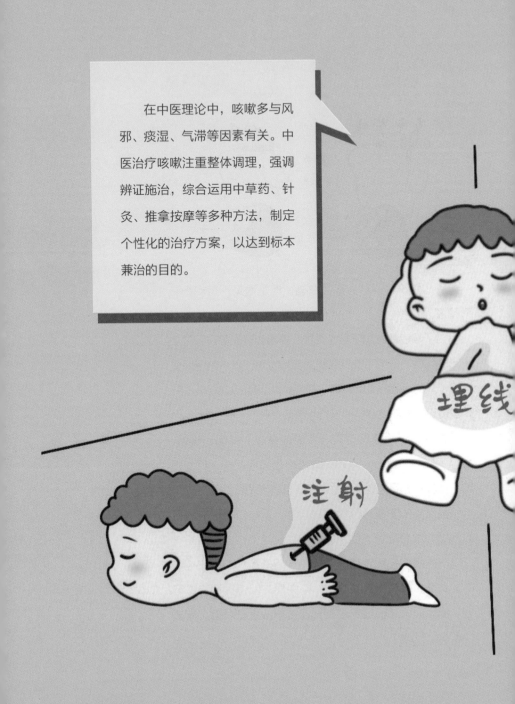

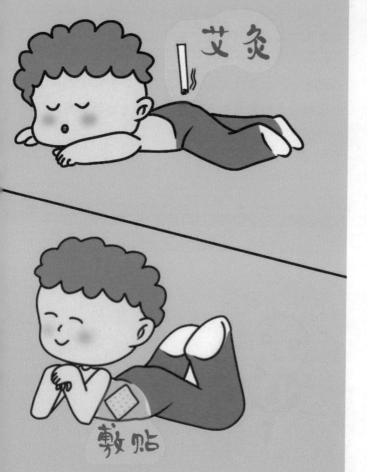

第四章　百姓身边的中医特色治疗

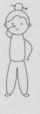

第一节　特色方剂助力呼吸病防治

　　中医对呼吸病有独特的认知理论、诊治方案与调理方法。在现代化基层医疗联盟的加持下，很多过去的独家秘方、今天的名院名方从"深闺"中走出来，来到普通百姓身边，给民众带来实实在在的好处。在呼吸病领域，不仅是慢病，甚至是危重症方面，中医中药也大有用武之地。这里仅以上海中医药大学附属宝山医院的特色方剂为例，带读者领略身边简便有效的特色治疗方法。

一、活血化瘀抗肺纤维化效果理想吗

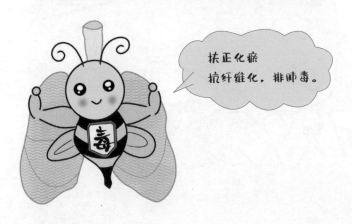

扶正化瘀
抗纤维化，排肺毒。

肺纤维化主要是指特发性肺纤维化，是一种难治性呼吸系统疾病，临床上以进行性加重的呼吸困难、喘息、刺激性干咳为主要表现，可导致呼吸衰竭，预后极差。目前现代医学针对特发性肺纤维化的治疗手段有限，且性价比有待商榷。而中医在特发性肺纤维化的治疗方面具有一定优势，可改善患者生存质量和提高患者免疫力，同时具有作用机制多靶点、副作用少、药物依赖性小等优点。

中医认为肺纤维化的主要病机是气虚血瘀，临床上可见诸多肺纤维化的患者会有面色晦暗，口唇紫绀，舌有瘀斑、瘀点，舌下络脉曲张，脉涩等气虚血瘀之象。中医治疗肺纤维化以扶正益气、活血通络为治疗关键，治疗上以益气为本，扶助正气，以通血脉、除痰湿、祛外邪为标。

我们的特色方剂扶正化瘀方的主要成分包含丹参、桃仁、冬虫夏草，其中丹参活血化瘀为君药；冬虫夏草补虚损、益精气，桃仁助丹参活血祛瘀，共为臣药；与其他诸药合参，共奏扶正益气、活血化瘀之功效。

动物实验已证实，扶正化瘀方中多种成分协同治疗，对于改善肺部炎症、胶原蛋白沉积、羟脯氨酸含量及血流灌注有明显疗效。临床试验证实，扶正化瘀方联合西药治疗能更加有效地缓解肺部病灶进展和肺功能下降，可明显提高肺纤维化患者的免疫功能，改善其生活质量，同时与西药联合可起到明显的减毒增效作用。

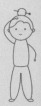

二、和胃也能治疗咳嗽吗

《素问·咳论》篇曰"五脏六腑皆令人咳，非独肺也"。咳嗽不仅仅是肺部疾病所导致，人体的五脏六腑的功能失调皆可导致咳嗽的发生。有一种咳嗽叫胃食管反流性咳嗽，病因是胃肠道疾病的胃食管反流，但是超过一半的胃食管反流患者都缺乏胃肠道症状，仅表现为慢性的咳嗽。如果是这种病因导致的咳嗽，单纯的治肺并不能解除咳嗽的发生，还需要从胃论治。

中医认为胃食管反流病病位在脾胃，与肝胆关系密切，治疗根本在于条畅脏腑气机升降平衡。手太阴肺经起于中焦，下络大肠，还循胃口，而胃之大络，又贯膈络肺；在生理上，肺与胃均以和降为顺；当处于病理状态时，又都可表现为气机的上逆。

基于上述中医理论所提出的通降和胃方，旨在以疏肝和胃降逆为切入点，通过调理中焦气机，使肝胆之气调达，胃气和降，肺之宣发肃降功能归于正常，脏腑气机升降相因而诸邪得除。

该方讲究治病求本，特色在于既能谨守病机，以降为主（旋覆梗、代赭石），同时未忘燮理气机，升降得宜（柴胡、枳壳）；又可各司期属，兼顾他证（黄连、吴茱萸、川楝子、焦山栀），佐以益气健脾，固本护胃（太子参、甘草），众药配伍，升降相因，肺胃相济，咳嗽自消。

三、补肺活血有什么作用

慢阻肺的主要临床症状是反复咳嗽咳痰、喘促等，属于中医学的"肺胀""喘证""咳嗽"等范畴，其病位在肺，随着发病日久累及脾肾，病机多属本虚标实，以肺脾肾虚为本，痰浊瘀血为标。其中，肺气虚损是慢阻肺发生发展的根本。肺气虚则不能通调水道、布散精气而致津液输布不利，津液不得正化，反酿成痰浊，痰壅气机，损及百脉，瘀血乃生，可见气虚、痰浊、瘀血三者互为因果，缠绵难愈，导致肺失治节，是诱发慢阻肺反复发作的夙根，故治疗上应以"补虚不忘祛痰，益气必参活血"为总的治疗原则。

我们在此基础上提出了用补肺活血的方法治疗慢阻肺，取得了可喜的临床疗效。创制的补肺活血颗粒主要由黄芪、白术、当归、川芎、炙甘草等中药组成，方中黄芪、白术为君药，以补益肺脾之气，恢复气机、益卫固表；当归、川芎为臣药，以祛瘀涤痰、降气平喘；佐以炙甘草等，诸药共奏补肺活血化痰、恢复气机气化之功，达到"肺主治节"之能。

临床发现，补血活血颗粒可明显改善患者喘促、咳嗽、咳痰等症状，可以抑制气道重塑相关分子表达，减少患者急性发作次数，延缓肺功能下降速度，提高患者的生活质量。

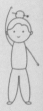

四、扶正祛邪方能缓解"新冠感染后遗症"吗

很多患者感染过新型冠状（简称"新冠"）病毒后，常常会出现反复的咳嗽、呼吸困难、乏力、心悸、头晕、不能集中精力等症状。

中医认为，新冠病毒感染是属于"疫"的范畴，正值感染时，机体正处于疫毒之邪侵犯人体，人体正气与疫毒之邪剧烈交争，虽战胜了邪气，但机体正气消耗过大，正气亏虚，导致后期五脏亏虚，气血阴阳衰惫。这种新冠病毒感染后遗症期又可归属于中医的"虚劳"范畴。

明代医家汪绮石所著的《理虚元鉴》为中医虚劳证治经典专著，详细阐述了虚劳的病因病机、治疗原则和预防措施。借鉴该书学说创制的治疗新冠病毒感染后遗症的扶正祛邪方，主要原则是培土清肺、滋阴润燥。方中主要以黄芪、白术、茯苓健脾益气，枸杞子、杜仲温肾，茯神、枣仁养心安神，天冬、玉竹、五味子滋肺润燥，桑白皮、桔梗清金保肺。

五、如何用中药香囊驱蚊、防流感

使用中药香囊是古代常用的一种防治疾病手段，这里介绍两种我们常用的中药香囊。

驱蚊香囊： 根据古法，精选十几味中药材精心研制。主要包括白芷、薄荷、佩兰、藿香、艾叶、丁香、石菖蒲、苍术、肉桂等药材。纯中药配方，天然无副作用，味道清香，具有避蚊驱虫、清热解毒、安神醒脑的功效。可以放在客厅、卧室、办公室、宿舍等蚊虫出现的地方，三到五天更换一次。也可以佩戴在身上，使用非常方便。

防流感香囊： 由川芎、荆芥、薄荷、羌活、藿香、防风、辛夷、冰片、石菖蒲等组成。季节交接时，昼夜温差大，感冒高发，特别是老人、小儿、亚健康等免疫功能低下者容易中招。在季节性流感和流感大流行前期，佩戴这种香囊对预防感冒有一定的作用。日常可置于衣兜、枕边、随身书包、车内等处，两到三天更换一小包。

香囊里的中草药散发出的芳香气味，会在人体周围形成高浓度的微环境，可以起到净化空气、杀毒抑菌的作用。香囊中的苍术除了有空气消毒、抗菌的功能外，还具有抗炎、促进胃排空等作用；广藿香中的广藿香油具有广谱抗病毒效果，能杀灭或抑制呼吸道合胞病毒、腺病毒、柯萨奇病毒和甲型流感病毒。

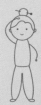

六、补肺益肾汤能缓解慢阻肺吗

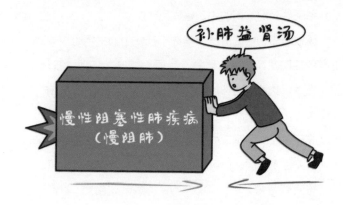

　　正如前面所言，慢阻肺的病机主要是本虚标实，其中肺肾两脏在疾病发展中有着重要的作用。正常的呼吸运动虽为肺所主，但需要肾的纳气功能协助才能使肺吸入之清气下归于肾而为人体所用。久病咳喘，由肺及肾，肾气亏虚，摄纳无权，气不归元，症见呼吸浅表，呼多吸少，气不得续，动则喘甚。肺为肾之母，肺病咳喘日久，迁延不愈，子耗母气。

　　因此，在慢阻肺的治本过程中尤以补益肺肾两脏为主。在长期的临床实践中，我们创制的补肺益肾汤顾护患者的肺肾之气，激发并提高患者自身的免疫力，延缓肺功能的下降速度。

　　补肺益肾汤以党参、熟地黄为君，党参具有补益肺气、益气补血、生津的功效；熟地黄滋肾填精，二药相合共达补益肺肾之功，臣以黄芪、半夏、陈皮、茯苓等燥湿化痰、止咳利气；佐以五味子敛肺滋肾，炙甘草为使，调和诸药。全方既有温补肾阳之品，又有收敛肺气之药，肺肾兼顾，补肾纳气，敛肺止咳，共奏肺肾同补之效。临床发现补肺益肾汤可改善患者咳嗽咳痰、喘促的临床症状，减少急性发作的次数，保护患者的肺功能，提高运动耐量，改善健康状况。

　　需要说明的是，中医治疗疾病精髓在于辨证论治。不同的临床证型采用的方剂是独具特色的，针对慢阻肺的治疗也不局限于这一种特色方药。通过中医的辨证论治，为每位患者选择符合自己的方剂，采用一人一方模式，更能体现中医个体治疗的优势。

第二节　特色鲜明的中医外治之法

中医外治之法是一种历史悠久、疗效显著的方法，它主要通过非口服药物的方式，直接作用于病变部位或经络穴位，以调节人体气血、脏腑功能，从而达到治疗疾病的目的。中医外治之法具有简、便、廉、验等优点，敷贴疗法、艾灸疗法、拔罐疗法、推拿按摩、针灸疗法都是在呼吸病诊疗中广受欢迎的外治之法。

一、不想喝汤药，还有其他中医好方法吗

很多患者可能比较排斥中药汤剂，因其气味、口感不佳，或者是煎煮费事等诸多原因。但是中医治病除了中药汤剂内服，还有很多外治的方法，而且这些外治之法简单方便、疗效甚佳。绝大多数慢性呼吸系统疾病，例如支气管哮喘、过敏性哮喘、慢性咳嗽、慢阻肺、慢性支气管炎、肺癌、间质性肺病等，均可使用这些中医外治之法。比如我们耳熟能详的，也是目前各大中医院大力宣传的三九贴敷、针刺、艾灸、穴位埋线、穴位注射、刮痧、拔罐等。

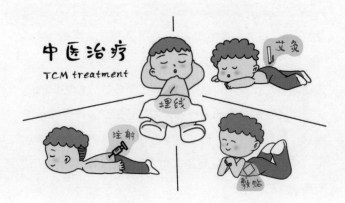

　　中医外治法注重整体调理与局部治疗相结合，不仅能缓解症状，还能增强患者的体质，提高其对疾病的抵抗力。同时，中医外治法具有操作简便、副作用小、易于接受等特点。

　　中医认为很多呼吸系统疾病的发生发展与人体的气血运行不畅、阴阳失调有很大的关系。中医外治的方法可以通过对局部的刺激，调和气血运行，改善呼吸道的血液循环，调整肺部的阴阳平衡，从而改善咳嗽咳痰、喘促等，也可以激活机体的免疫系统，增强免疫功能，提高自身对呼吸道疾病的抵抗力，防止疾病的复发，可以起到"治未病"的作用。

　　不过中医外治的方法并不能替代药物治疗，而是作为药物治疗的辅助手段。在使用时，应由专业的中医医生进行指导，以确保安全有效。同时，中医外治的效果因人而异，需要根据个体情况进行调整。

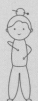

111

二、穴位贴敷治疗呼吸道疾病安全吗

穴位敷贴因其安全有效、操作简便等优点在各大中医医院被广泛使用，且深受患者的喜爱。穴位贴敷的原理是将特定的药物研磨成粉，用水、醋或姜汁等调和成糊状，然后制成丸、膏、饼等形状，贴敷于皮肤局部穴位，使药力透过皮肤经络穴位，进入脏腑，直达病所，起到治疗的作用。

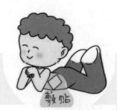

接受敷贴时的注意事项

时间	穴位贴敷持续时间一般为 2~4 小时，最长不超过 6 小时，小儿敷贴时间一般在 30 分钟~2 小时，最长不超过 2 小时。
护理	穴位贴敷后皮肤切勿沾水，如局部有痒感、烧灼感、刺痛感，是药物起效的正常表现。但若出现皮肤过敏、皮肤破损，甚则有水疱时，应及时就医治疗。
饮食	在穴位贴敷期间饮食宜清淡为主，避免食用生冷、辛辣、腌腊、烟熏等食物，戒烟酒。
禁忌证	感冒、发热、咳血患者，孕妇、瘢痕体质及严重过敏体质者禁用敷贴。

三、接受穴位注射治疗时要注意什么

穴位注射又称"水针"，是针刺疗法的一种，是指将特定的药水通过注射器注入相关的穴位，起到治疗疾病的一种方法。

一般穴位注射以 10 次为一个疗程，休息 5~7 天再进行第二疗程。每个疗程中每日或者隔日进行穴位注射，如有反应剧烈，每次穴位注射的时间间隔可适当延长。穴位以左右交替使用为宜。

哮喘、慢阻肺的穴位注射尤其深受基层百姓的喜欢。

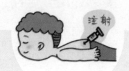

接受穴位注射时的注意事项

适量　　穴位注射是一种有创的操作方式，年老体弱的患者注射部位不宜过多，用量酌情减少。

过敏　　毕竟是药物注射，所以还是需要注意谨防过敏反应。一旦引起过敏，应立即就医。

禁忌证　　孕妇、过敏体质者慎用或忌用穴位注射。

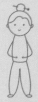

四、有适合慢阻肺的穴位埋线疗法吗

穴位埋线是一种将传统的中医针灸与埋线疗法相互融合的新型治疗方法。在中医针灸经络理论的指导下，将医用羊肠线埋入相应穴位区域，经过多种因素持久、柔和地刺激穴位，达到疏通经络气血、调整脏腑阴阳的目的。特别适合慢阻肺及支气管扩张症患者，可以显著减少患者的痰液、咳嗽，改善气短症状，提升肺功能。

一般穴位埋线每 20～30 天治疗一次。

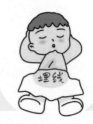

接受穴位埋线后的注意事项

禁沾水	穴位埋线是一种有创的操作方式，埋线后 6～8 小时内局部禁沾水。
防感染	皮肤局部有感染或有溃疡时不宜埋线。
禁忌证	肺结核活动期、骨结核、严重心脏病、瘢痕体质及有出血倾向者等均不宜埋线。女性在月经期、妊娠期等特殊生理期慎用埋线疗法。
慎饮食	埋线期间饮食清淡，忌烟酒，忌海鲜及辛辣刺激性食物。

五、艾灸、督灸又是怎么治疗的

艾灸，又称灸疗或灸法，是将艾叶制成的艾条或艾炷，用艾条或艾炷点燃后产生的艾热刺激人体穴位或特定部位，从而达到防治疾病的目的。艾灸与针灸有相辅相成的作用。

督灸又名长蛇灸，是间接灸的一种方法，在自大椎穴起至腰俞的脊柱部位涂抹一层生姜汁或蒜泥，上面覆盖一层桑皮纸，再覆盖一层姜泥，上面放置艾炷，然后连续点燃灸治三次。督灸对于慢性呼吸道疾病的患者疗效显著。

这些灸法虽好，但仍有一些副作用。如施灸过量或者时间过长容易导致水疱的发生，若水疱很小，只要不擦破，可自行吸收；若水疱较大，可用毫针刺破水疱，放出水液，再用龙胆紫等药物涂抹；如果出现瘢痕化脓，局部勿用手抓挠，要保持创面清洁，防止感染。如果不能自行处理，要及时就医。

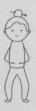

适当的运动锻炼可以增强肺部功能，提高身体免疫力。现代医学建议选择适量的有氧运动，如散步、慢跑、骑车、游泳等。此外，也可以进行一些针对肺部的运动，如深呼吸、扩胸运动、腹式呼吸等。深呼吸可以帮助人们吸入更多的氧气，排出更多的二氧化碳；缓慢呼吸可以帮助人们降低心率，缓解焦虑；腹式呼吸可以帮助人们增强腹部肌肉，改善呼吸质量。这里介绍的是流传千年的、糅合了上述方式核心内涵的传统导引康复保健法。

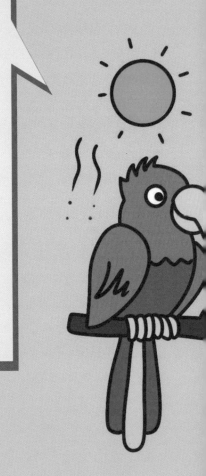

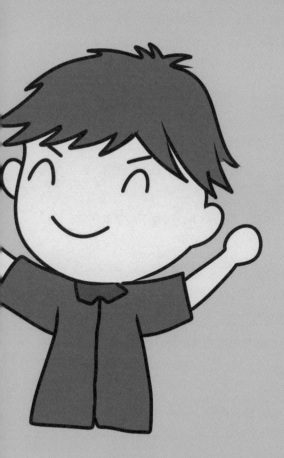

第五章

传统的肺康复导引法

一、六字诀呼吸操

"六字诀"是一种"以鼻纳气、以口吐气"的呼吸吐纳功法，是临床上应用最多的中医肺康复训练方法之一，最早由南北朝时期陶弘景在《养性延命录》中提出。以呼吸吐纳为主，同时配合"嘘、呵、呼、呬、吹、嘻"6种独特的吐音方法，加上简单的动作引导，调节全身气机平衡，具有养肺营卫、复元固本、内修脏腑、外强筋骨的作用。

1. 起势

① 左脚向左开立，两脚与肩同宽，两膝微屈。屈肘，两掌十指相对，掌心向上，缓缓上托至胸前，约与两乳同高；目视前方。

② 两掌内翻，掌心向下，缓缓下按至肚脐前；目视前下方。

③ 微屈膝下蹲，身体后坐；同时，两掌内旋外翻，缓缓向前拨出，至两臂成圆形。

④ 两掌外旋内翻，掌心向内起身，两掌缓缓收拢至肚脐前，虎口交叉相握轻覆肚脐；静养片刻，自然呼吸；目视前下方。

> **动作要点** 鼻吸鼻呼；两掌上托时吸气，下按、向前拨出时呼气，收拢时吸气。

2. 嘘字诀

① 接上式。两手松开，掌心向上，小指轻贴腰际，向后收到腰间；目视前下方，两脚不动，身体左转90°；同时，右掌由腰间缓缓向左侧穿出，约与肩同高，并配合口吐"嘘"字音；两目渐渐圆睁，目视右掌伸出方向。

② 右掌沿原路收回腰间；同时身体转回正前方；目视前下方。

③ 身体右转90°，同时，左掌由腰间缓缓向右侧穿出，约与肩同高，并口吐"嘘"字音；两目渐渐圆睁，目视左掌伸出方向。

④ 掌沿原路收回腰间，同时身体转回正前方；目视前下方。

动作要点

发音吐气时，嘴角后引，槽牙上下平对，中留缝隙，槽牙与舌边亦有空隙。发声吐气时，气从槽牙间、舌两边的空隙中呼出体外；穿掌时口吐"嘘"字音，收掌时鼻吸气，动作与呼吸应协调一致。

3. 呵字诀

① 接上式。吸气，同时，两掌小指轻贴腰际，微上提，指尖朝向斜下方；目视前下方。屈膝下蹲，同时，两掌缓缓向前下约45°方向插出，两臂微屈；目视两掌。

② 微微屈肘收臂，两掌小指一侧相靠，掌心向上，

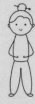

成"捧掌",约与肚脐相平；目视两掌心。

③ 两膝缓缓伸直；同时屈肘，两掌捧至胸前，掌心向内，两中指约与下颏同高；目视前下方。

④ 两肘外展，约与肩同高；同时，两掌内翻，掌指朝下，掌背相靠。然后，两掌缓缓下插；目视前下方。从插掌开始，口吐"呵"字音。

⑤ 两掌下插至肚脐前时，微屈膝下蹲；同时，两掌内旋外翻，掌心向外，缓缓向前拨出，至两臂成圆形；目视前下方。

⑥ 两掌外旋内翻，掌心向上，于腹前成"捧掌"；目视两掌心。

⑦ 两膝缓缓伸直；同时屈肘，两掌捧至胸前，掌心向内，两中指约与下颏同高；目视前下方。

⑧ 两肘外展，约与肩同高；同时两掌内翻，掌指朝下，掌背相靠，然后两掌缓缓下插，目视前下方。从插掌开始，口吐"呵"字音。

动作要点　发声吐气时，舌体上拱，舌边轻贴上槽牙，气从舌与上腭之间缓缓吐出体外；两掌捧起时鼻吸气；插掌、外拨时呼气，口吐"呵"字音。

4. 呼字诀

① 当上式最后一动两掌向前拨出后，外旋内翻，转

掌心向内对肚脐，指尖斜相对，五指自然张开，两掌心间距与掌心至肚脐距离相等；目视前下方。

② 两膝缓缓伸直；同时，两掌缓缓向肚脐方向合拢，至肚脐前约 10 厘米。

③ 微屈膝下蹲；同时，两掌向外展开至两掌心间距与掌心至肚脐距离相等，两臂成圆形，并口吐"呼"字音；目视前下方。

④ 两膝缓缓伸直；同时，两掌缓缓向肚脐方向合拢。

动作要点

发声吐气时，舌两侧上卷，口唇撮圆，气从喉出后，在口腔形成一股中间气流，经撮圆的口唇呼出体外；两掌向肚脐方向收拢时吸气，两掌向外展开时口吐"呼"字音。

5. 呬字诀

① 接上式。两掌自然下落，掌心向上，十指相对；目视前下方。

② 两膝缓缓伸直；同时，两掌缓缓向上托至胸前，约与两乳同高；目视前下方。

③ 两肘下落，夹肋，两手顺势立掌于肩前，掌心相对，指尖向上。两肩胛骨向脊柱靠拢，展肩扩胸，藏头缩项；目视前斜上方。

④ 微屈膝下蹲；同时，松肩伸项，两掌缓缓向前平

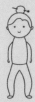

推逐渐转成掌心向前亮拳，同时口吐"呬"字音；目视前方。

⑤ 两掌外旋腕，转至掌心向内，指尖相对，约与肩宽。

⑥ 两膝缓缓伸直；同时屈肘，两掌缓缓收拢至胸前约10厘米，指尖相对；目视前下方。

⑦ 两肘下落，夹肋，两手顺势立掌于肩前，掌心相对，指尖向上。两肩胛骨向脊柱靠拢，展肩扩胸，藏头缩项；目视斜前上方。

⑧ 微屈膝下蹲；同时，松肩伸项，两掌缓缓向前平推，逐渐转成掌心向前，并口吐"呬"字音；目视前方。

动作要点

　　发声吐气时，上下牙对齐，留有狭缝，舌尖轻抵下齿，气从齿间呼出体外；推掌时，呼气，口吐"呬"字音；两掌外旋腕，指尖相对，缓缓收拢时鼻吸气。

6. 吹字诀

① 接上式。两掌前推，随后松腕伸掌，指尖向前，掌心向下。

② 两臂向左右分开成侧平举，掌心斜向后，指尖向外。

③ 两臂内旋，两掌向后划弧至腰部，掌心轻贴腰眼，指尖斜向下；目视前下方。

④ 微屈膝下蹲；同时，两掌向下沿腰骶、两大腿外

侧下滑，后屈肘提臂环抱于腹前，掌心向内，指尖相对，约与脐平；目视前下方。两掌从腰部下滑时，口吐"吹"字音。

⑤ 两膝缓缓伸直；同时，两掌缓缓收回，轻抚腹部，指尖斜向下，虎口相对；目视前下方。

⑥ 两掌沿带脉向后摩运。

⑦ 两掌至后腰部，掌心轻贴腰眼，指尖斜向下；目视前下方。

⑧ 微屈膝下蹲；同时，两掌向下沿腰骶、两大腿外侧下滑，屈肘提臂环抱于腹前，掌心向内，指尖相对，约与脐平；目视前下方。

动作要点

发声吐气时，舌体后引，槽牙相对，两唇向两侧拉开、收紧，气从喉出后，从舌两边绕舌下，经唇间缓缓呼出体外；两掌从腰部下滑、环抱于腹前时呼气，口吐"吹"字音；两掌向后收回、横摩至腰时以鼻吸气。

7. 嘻字诀

① 接上式。两掌环抱，自然下落于体前；目视前下方。两掌内旋外翻，掌背相对，掌心向外，指尖向下；目视两掌。

② 两膝缓缓伸直；同时，提肘带手，经体前上提至胸。随后，两手继续上提至面前，分掌、外开、上举，

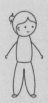

两臂成弧形，掌心斜向上；目视前上方。

③ 屈肘，两手经面部前回收至胸前，约与肩同高，指尖相对，掌心向下；目视前下方。然后，微屈膝下蹲；同时，两掌缓缓下按至肚脐前。

④ 两掌继续向下、向左右外分至左右髋旁约 15 厘米处，掌心向外，指尖向下；目视前下方。从上动两掌，下按配合口吐"嘻"字音。

⑤ 两掌掌背相对合于小腹前，掌心向外，指尖向下；目视两掌。

⑥ 两膝缓缓伸直；同时，提肘带手，经体前上提至胸。随后，两手继续上提至面前，分掌、外开、上举，两臂成弧形，掌心斜向上；目视前上方。

⑦ 屈肘，两手经面部前回收到胸前，约与肩同高，指尖相对，掌心向下；目视前下方。然后微屈膝下蹲，同时两掌缓缓下按至肚脐前，目视前下方。

⑧ 两掌顺势外开至髋旁约 15 厘米，掌心向外，指尖向下；目视前下方。从上动两掌，下按配合口吐"嘻"字音。

动作要点

"嘻"字音 xi，为牙音，发声吐气时，舌尖轻抵下齿，嘴角略从后引并上翘，槽牙上下轻轻咬合，呼气时使气从槽牙边的空隙中经过，呼出体外；提肘、分掌、向外展开，上举时鼻吸气，两掌从胸前下按、松垂、外开时呼气，口吐"嘻"字音。

8. 收式

① 接上式。两手外旋内翻，转掌心向内，缓缓抱于腹前，虎口交叉相握，轻覆肚脐；同时两膝缓缓伸直；目视前下方；静养片刻。两掌以肚脐为中心揉腹，顺时针6圈，逆时针6圈。

② 两掌松开，两臂自然垂于体侧；目视前下方。

动作要点　　形松意静，收气静养。

二、八段锦养身操

八段锦是我国传统的养生功法。古人把这套动作比喻为"锦"，意为动作舒展优美，且具有良好的祛病健身作用。又因功法共八段，每段一个动作，故名为"八段锦"。长期进行八段锦锻炼，能够活动全身肌肉关节、调节精神紧张、改善新陈代谢、增强心肺功能、促进血液循环，从而提高人体生理机能，还能激发身体潜能来治疗某些慢性病。

1. 两手托天理三焦

① 两手上托，舒胸展体：两脚开立与肩同宽，微微

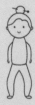

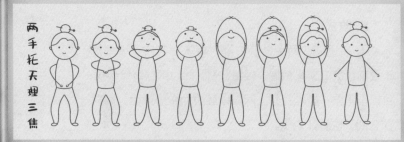

屈膝，两手捧于腹前。十指轻轻交叉，掌心向上，做上托的动作。托到与胸同高，腿为伸直状态，翻掌上撑。整个过程要放松地把身体展开，不要用力。

②劲力贯通，激活三焦：接着上一个动作，收下颌、脚抓地、腿蹬、收小腹、提背，手继续往上撑，这是一个拉伸的过程。

③两臂下落，松解三焦：手落下来的时候，两手要轻轻打开，微微沉肘、以肘带臂。落到与肩同高时，屈膝下抱。手继续落的时候，要先松腕、肘外撑，双手自然合于腹前。

2. 左右开弓似射雕

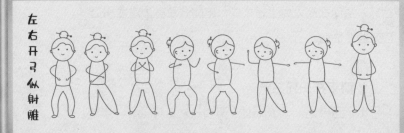

　①马步下蹲，双手交叉：直立，左脚跨出一大步，身体下蹲作骑马式。两臂在胸前交叉。眼看左手，然后左手握拳，食指翘起向上，拇指伸直与食指成八字撑开。

　②左推右拉，食指朝天：左臂向左推出并伸直，头随而左转，眼看左手食指。同时右手握拳，展臂向右平拉作拉弓状。

　③动作复原，左右互换：一左一右各 3 遍，配合呼吸时，拉弓展胸时吸气，还原起立时呼气。

3. 调理脾胃须单举

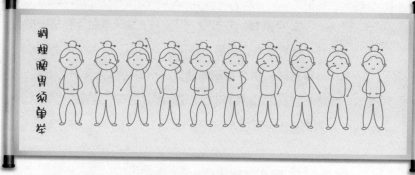

　①上托天，下按地：两臂一个上举、一个下按，两条手臂要用劲上下对拉，这样有助于调理脾胃。

　②上下对拔，力达掌根：手臂上举后撑起时，小指尽量向后翻，掌根微微有上托的感觉，要使力达掌根。另一手臂向下按时，也要做到力达掌根。

　③两臂旋转升降：两臂的上升和下降要做到旋着往上升、往下落，感觉像拉皮筋一样。旋臂下降的时候，也不要松劲儿。

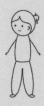

4. 五劳七伤往后瞧

五劳七伤往后瞧

① 头上领，肩下沉，指下插：头上领、肩下沉，有助于拉开脊柱，松开颈椎和胸椎之间的大椎穴；指下插，有助于肩往下松沉，也可以打开手三阴经和手三阳经。

② 小指领，节节旋，同步行：做动作时，要从小指开始依次旋转。先是小指带动无名指、中指，进而带动小臂旋转。当小臂不能动时，小臂带着大臂一起旋转，旋转到肩以后继续向上带动肩胛骨打开。旋臂的过程中，头要平转向后看。

5. 摇头摆尾去心火

① 百会上领，身体左倾：百会上领，就是要把颈椎拉开，整个脊柱上下对拉拔长；接着身体左倾，保持脊柱斜中正。

② 仰脸转正，摆尾摇头：仰脸转正，即脸往上仰，尾闾从偏右侧回到中间，这是一个旋转脊柱的过程。摆尾摇头，就是指尾闾向左侧、向前、向右、向后运动，头部保持向上并略向后仰。

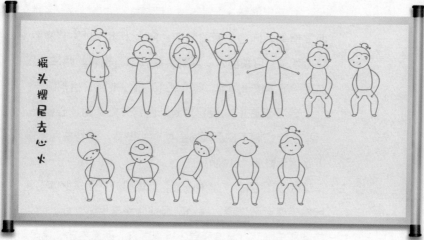

摇头摆尾去心火

③ 下颌微收，尾闾下沉：下颌微收的同时尾闾下沉，也就是气沉丹田，身体要立身中正。年纪略大的人可以采取高架的姿势，不用蹲得过低。

6. 两手攀足固肾腰

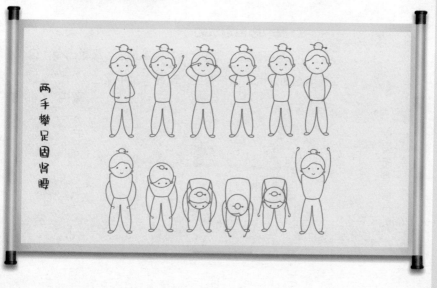

两手攀足固肾腰

① 两足横开，上举下按：两腿挺膝伸直站立；同时，两掌指尖转向前，两臂向前、向上举起，肘关节伸直，掌心朝前；目视前方。两臂外旋，掌心相对，两掌随屈肘经脸前下按于胸前，掌心朝下，指尖相对；目视前方。

② 平分左右，反穿摩运：两臂外旋，两掌心朝上，掌指内旋经腋下向后反插；两掌心贴背，沿脊柱两侧向下摩运至臀部；目视前方。

③ 攀足回正，松腰收腹：上体前俯，两掌继续沿腿后向下摩运至脚踝，再贴两脚外侧移至小脚趾处，随之旋腕扶于脚面，掌指朝前；目视下方。两掌不动，塌腰、翘臀、微抬头；两掌沿地面向前、向上远伸，以臂带动上体抬至水平；目视前下方。两臂继续向前向上举至头上方，上体立起，两掌间距约与肩宽，掌心朝前，指尖朝上；目视前方。

7. 攒拳怒目增气力

① 两手握固，缓缓出拳：两手握固，缓缓出拳，这是用暗劲。武术训练有三个阶段，其中第二个阶段叫暗

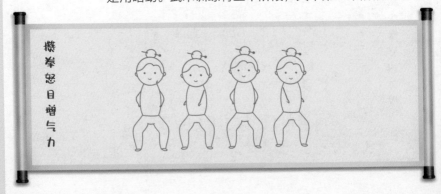

攒拳怒目增气力

劲，暗暗地用意念来把这个劲推出去。

②马步下蹲，五趾抓地：马步下蹲，扎地的时候脚内侧用劲，斜向下插下去，这样会站得比较稳。同时脚趾抓地，上身保持正直。

③攒拳怒目，缓缓收回：往前冲拳的时候，眼睛要瞪起来，拳松开的时候，眼睛也随之放松。同样做旋腕动作的时候开始用劲，眼睛要瞪起来，缓缓收回的时候，眼睛也逐渐放松。

8. 背后七颠百病消

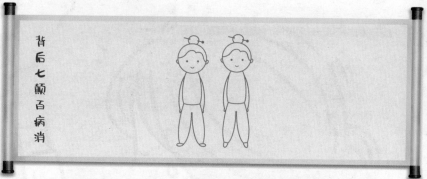

①提踵上领，节节拉长：在提踵的过程中，百会要上领，带动颈椎、胸椎往上提，同时脚趾向下抓地，身体上下贯通一线，脊柱节节拉开。此时，下颚微收，身体重心略向前，胆经也就拉开了。

②落踵轻震，劲力贯穿：落踵的时候，收住下颌，牙齿微微轻扣，同时要控制好力度。落地轻震，要使地面给人体的反作用力依次传到髋关节、肩关节、颈椎，最后从头部而出，这样就做到了劲力贯穿。

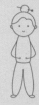

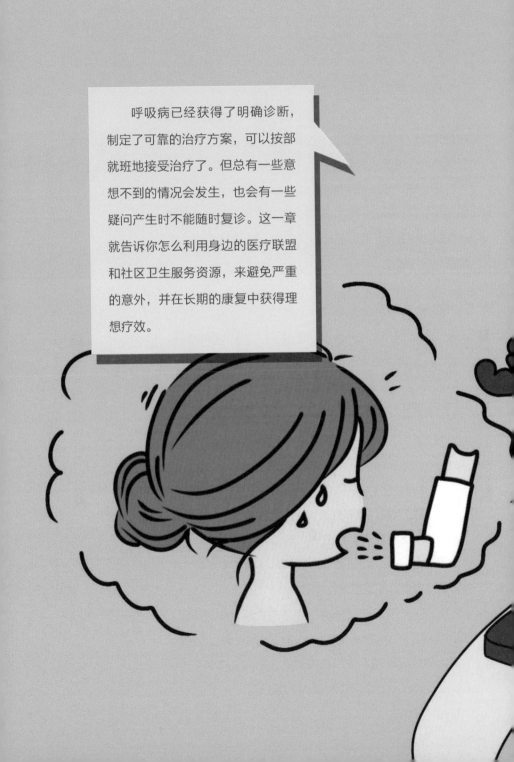

呼吸病已经获得了明确诊断，制定了可靠的治疗方案，可以按部就班地接受治疗了。但总有一些意想不到的情况会发生，也会有一些疑问产生时不能随时复诊。这一章就告诉你怎么利用身边的医疗联盟和社区卫生服务资源，来避免严重的意外，并在长期的康复中获得理想疗效。

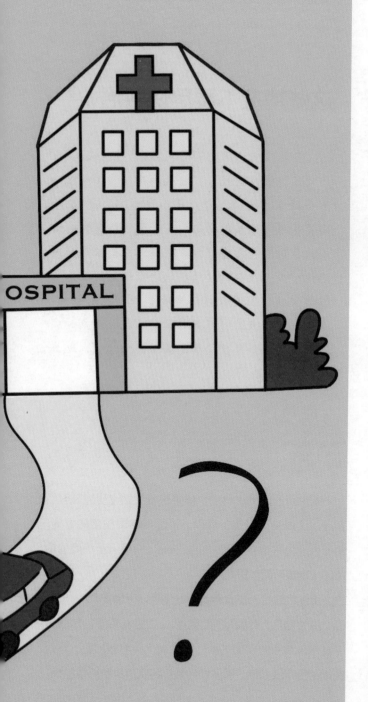

第六章

提高看病效率和早日康复的特别提示

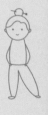

第一节　这些情况下要尽快救治

虽然咳嗽、咳痰等症状常见，但如果症状严重或持续时间较长，应尽快就医。呼吸困难是一种紧急状况，可能是由于哮喘、慢阻肺、肺炎等呼吸道疾病引起，应立即拨打急救电话或前往医院急诊室就诊。胸痛可能是心脏病或其他呼吸道疾病引起的症状，出现这种症状也应尽快前往医院就诊。声音嘶哑可能是喉炎、声带炎等呼吸道疾病引起的症状，应避免过度使用嗓子，如果持续加重甚至影响呼吸，也应尽快前往医院就诊。

一、慢阻肺患者突发神志不清

家中有慢阻肺患者的，如果患者突然出现神志异常表现，比如神志恍惚、淡漠、嗜睡或不同程度的昏迷，或者表现为兴奋、多语、烦躁不安、抽搐甚至惊厥的情况，一定要紧急就医！

上述表现提示患者有可能发生了以下情况。

肺性脑病： 此为最常见原因，慢阻肺患者常常伴有二氧化碳潴留的疾病基础，当二氧化碳潴留加重，超过身体耐受程度，就会引发神经系统症状，导致肺性脑病。

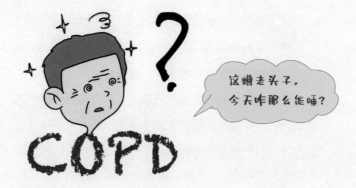

这槽老头子，
今天咋那么能睡？

电解质和酸碱平衡紊乱：慢阻肺患者如因进食少，或存在呕吐、腹泻，或长时间服用利尿剂等多种因素，可造成体内电解质紊乱和酸碱失衡，表现为兴奋、躁动或谵妄，或淡漠、迟钝、嗜睡，严重者可昏迷。

感染中毒性脑病：肺部严重感染可导致反应迟钝、嗜睡、抽搐、昏迷，一般有严重的感染征象，如高热等。

脑血管意外：慢阻肺患者多为中老年人，常合并高血压病，既往常有脑梗死、脑出血等病史。可因感染、缺氧诱发出现高血压脑病、新发脑梗死、脑出血等，这类患者一般有口眼歪斜、肢体偏瘫等表现。

药物因素：某些药物如喹诺酮类抗生素，如左氧氟沙星、莫西沙星等，以及茶碱类药物、呼吸兴奋剂（可拉明）也可引起患者兴奋、躁动或谵妄等精神症状。这类患者一般在停用药物后症状可逐渐缓解。

总之，慢阻肺患者出现神志异常常提示病情严重，需要及时就诊。

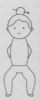

二、哮喘患者突发气促

哮喘发作的程度轻重不一，病情发展的速度也有不同，可以在数小时或数天内出现，偶尔可在数分钟内危及生命。值得注意的是，重度哮喘发作亦可见于轻度或控制良好的哮喘患者。因此，具有哮喘相关死亡高危因素的患者出现急性发作时应当尽早至医院就诊。

哪些属于哮喘高危患者呢？如果有以下情况，需要格外注意。

① 曾经有过气管插管和机械通气的濒于致死性哮喘的病史。

② 在过去 1 年中因为哮喘发作而住院或急诊。

③ 正在使用或最近刚刚停用口服激素，目前未使用吸入激素。

④ 过分依赖速效 β_2 受体激动剂，特别是每月使用沙丁胺醇（或等效药物）超过 1 支的患者。

⑤ 有心理疾病或社会心理问题，包括使用镇静药物。

⑥ 对哮喘治疗依从性差。

⑦ 有食物过敏史。

哮喘急性发作意味着过去的方案不能有效地控制哮喘病情和预防哮喘加重，或者是患者没有采用规范的控制治疗。因此需要到医院就诊，积极找出急性发作的诱因。

哮喘患者在家中突发气促，应当紧急脱离环境，即刻使用气道舒张剂缓解症状，控制后即刻拨打"120"急救电话，或者在家属陪同下紧急就医。

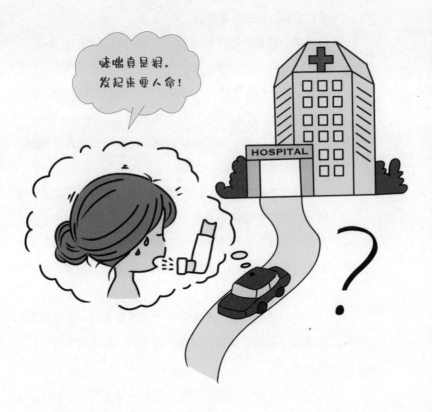

哮喘真是狠，发起来要人命！

HOSPITAL

三、突发痰液堵塞

通常情况下，突发严重痰液堵塞可导致呼吸困难、缺氧、窒息等症状，该如何自救呢？我们可以采用用力咳嗽、家人辅助侧卧拍背、用毛巾将痰抠出、刺激颈咽部位等应急措施将痰排出。

用力咳嗽： 年轻的患者如果因为咽喉炎症等原因，导致痰卡在喉咙里不能排出，致使呼吸困难，意识比较清醒的话，可以通过用力咳嗽，将卡在喉咙的痰液排出。

侧卧拍背： 长期卧床的患者如果出现痰卡在喉咙，不能吐出，可以让患者侧卧在床，家属用力拍打患者后背，帮助痰排出，缓解症状。

用毛巾将痰抠出： 如果患者痰卡在喉咙，不能及时排出，引起呼吸困难甚至窒息等症状，需要及时用毛巾或者用手将患者喉咙中的痰抠出。在此过程中注意不要被患者的牙齿咬伤，同时注意用力适度，以免损伤患者口腔黏膜。

刺激颈咽部位： 患者被痰卡住不能呼吸，可以刺激患者颈部和咽喉部位，使其产生恶心、呕吐等动作，将痰排出。

此外，因痰液堵塞多见于老年人和婴幼儿，建议边自救边及时拨打"120"电话，前往医院进行紧急处理。

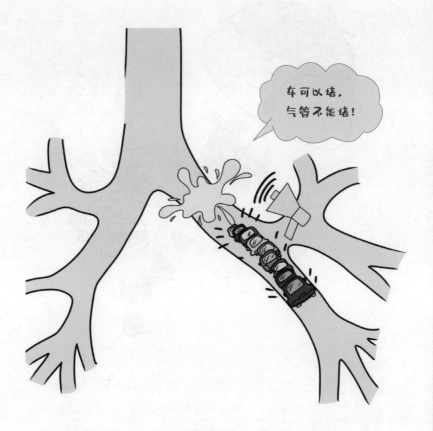

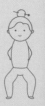

四、突发异物呛咳

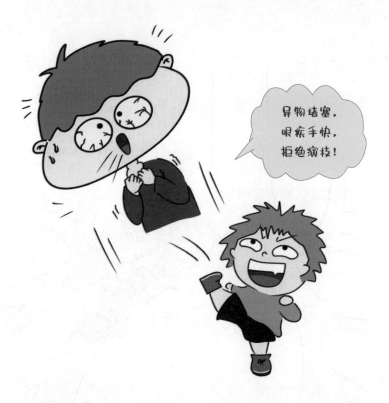

日常生活中，老人、小孩出现异物卡喉的情况，相对比较常见，一不小心还有窒息的风险。可以通过咳嗽、海姆立克急救法、镊子夹取、手术治疗等方式进行处理。

咳嗽： 如果患者不小心被异物呛到，可以通过轻轻咳嗽的方式，将异物排出。

海姆立克急救法：救护者站在患者背后，用双臂环抱其腹部，一手握拳，掌心向内挤压患者的肚脐和肋骨之间的部分。另一只手伸开，捂在拳头以上，双手快速用力，向里、向上按压，反复进行此动作直到堵塞物吐出为止。海姆立克急救法适用于异物吸入气道，一般不能用于食道异物的紧急处理，且不要在看似气道梗阻，但仍能说话、呼吸的人身上使用。一旦尝试海姆立克急救法不能将异物排出，患者的呛咳和呼吸困难还在持续，应立即送往医院紧急抢救或拨打"120"急救电话。

镊子夹取：如果能在患者口腔内看到异物，可以采取镊子夹取的方式夹出，但夹取时要当心不要伤到患者。一旦夹取不成功，或有呼吸困难的情况，还是要及时到医院急诊就诊。必要时，通过手术的方式，以及电子喉镜、支气管镜等医疗手段将喉咙里的异物取出。

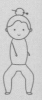

第二节　这些情况容易误诊误识

　　呼吸道疾病的早期症状往往比较轻微，患者可能不会及时就诊，而当症状加重时，疾病的病程可能已经较长。许多患者会根据自己的症状在网上搜索相关信息，但由于信息的准确性和专业性难以保证，可能会产生自我诊断的误区。临床上，呼吸道疾病因其症状非特异性、相似疾病易混淆、病程早期识别困难等原因，也容易出现一些误诊。了解这些误诊误识，可以帮助患者及时准确地就医，避免多走弯路。

一、错把肺动脉高压当高血压

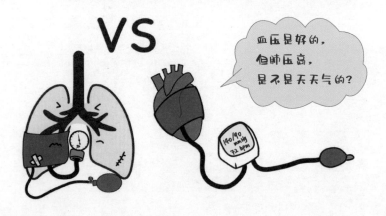

肺动脉高压不是高血压。

诊断标准不同：肺动脉高压是指肺动脉内压力超过一定值引起的一种生理或是病理状态，其诊断标准为：海平面、静息状态下，右心导管测量平均肺动脉压大于等于 25 毫米汞柱。高血压则是指血液对血管壁压力高于正常值，是一种可控制、须终身治疗的疾病，诊断标准为未使用降压药情况下，非同日至少三次血压值高于正常值，即收缩压 ≥ 140 毫米汞柱或舒张压 ≥ 90 毫米汞柱，考虑存在高血压。

病因不同：致使肺动脉高压的原因较多，主要有慢性缺氧、肺源性、心源性、免疫系统疾病等；高血压的病因目前尚不明确，可能是由于饮食、超重和肥胖、长期精神紧张、过度吸烟、长期饮酒、遗传等因素引起。

临床表现不同：肺动脉高压患者主要表现为活动后呼吸困难、乏力、胸痛、咯血等。高血压患者主要表现为头晕、头痛、心悸、疲倦等症状。

治疗方法不同：肺动脉高压患者的治疗，应根据原发病和特殊的病因选择相对应的治疗手段；高血压的治疗方式主要包括一般治疗、药物治疗等。

肺动脉高压患者可能并不患有高血压，但高血压患者引起的心脏病变可能会导致肺动脉高压。肺动脉高压危害较大，且前期症状不明显，患者一般发现症状时已贻误病情，预后不佳。所以我们要加强对这个病的认识意识，及时寻找专科医生明确诊断。

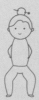

二、误将弥漫性泛细支气管炎当普通 肺炎

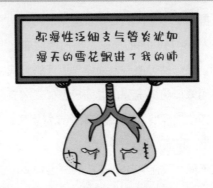

弥漫性泛细支气管炎和普通的肺炎，虽然影像学上均有肺部的渗出，但二者并不相同。

弥漫性泛细支气管炎是以肺部呼吸性细支气管为主要病变区域的特发性、弥漫性、炎性和阻塞性气道疾病。可表现为慢性咳嗽、多痰和劳力性呼吸困难，并伴有气流受限。

本病是一种慢性和进展性疾病，预后较差。如果不及时治疗，会导致慢性呼吸衰竭和肺心病的出现。目前病因尚不明确，可能与人种特异性及遗传因素、慢性气道炎症、免疫系统功能障碍、慢性气道感染机制有关。

普通肺炎往往属于急症表现，经过抗感染之类后可吸收好转，多数可治愈，并发症较少。

弥漫性泛细支气管炎并不是普通的肺炎，从发病诱因、诊断，还有治疗及预后，都与肺炎不同，需要引起重视。

三、不重视肺血栓栓塞症

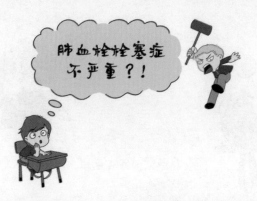

肺栓塞是严重威胁人类健康的疾病，属于呼吸道疾病的危急症范畴。急性肺栓塞有潜在致命性，甚至有患者在发病数小时内死亡。

那么哪些人群好发本病呢？很多因素均可导致本病发生，比如：年龄>60岁且慢性房颤、下肢瘫痪、卒中患者；有骨盆、髋部或小腿等外伤史或近期手术史；妊娠或分娩后妇女；吸烟、肥胖、不活动者；外源性雌孕激素或雌激素受体调节剂使用史；肺炎、败血症患者；骨髓增生性疾病、高黏滞血症、肿瘤、肾病综合征患者。

肺栓塞的临床表现缺乏特征性，只有极少数患者有明显临床症状。主要表现是胸痛、咯血、呼吸困难、干咳、惊恐等，其症状的程度与其急慢性及栓塞的范围有一定关系。有上述诱因的人群应提高警惕，一旦有异常情况发生应及时就医。

四、被误以为肺炎的鹦鹉热

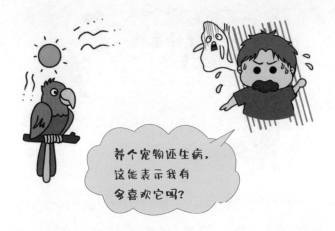

养个宠物还生病，这能表示我有多喜欢它吗?

　　鹦鹉热患者就诊除了咳嗽咳痰、胸闷、气短的症状外，往往影像学上有肺部广泛的渗出和实变，甚至有病毒感染的表现。在诊断该病时患者说得最多的一句话就是："医生，我真的不养鹦鹉啊！"那么鹦鹉热到底是怎么感染的呢?

　　鹦鹉热又称"鸟热"，由鹦鹉热衣原体所引起。这些衣原体主要在多种鸟类之间传播和感染，偶然由带菌动物传染给人；最初发现本病多见于玩赏鹦鹉者，故命名为"鹦鹉热"。以后发现许多鸟类均可受染本病而感染人类，故称为"鸟热"更为合适。鸭等家禽也可成为传染源。患者咳出的痰对他人有传染性，所以也是传染源，故不养鹦鹉也会得此病。

第三节　家庭康养小锦囊

家有呼吸病患者，尤其是高龄、卧床的慢性呼吸病患者，家庭护理和康复保养就尤其重要。除了经常开窗通风，注意随时增添衣物，让患者多吃蔬菜水果，避免过多摄入油腻、辛辣等刺激性食物之外，还有很多值得收藏的康养小锦囊，可以帮助家庭成员维护患者的呼吸道健康，提高生活质量。

一、在家如何有效排痰

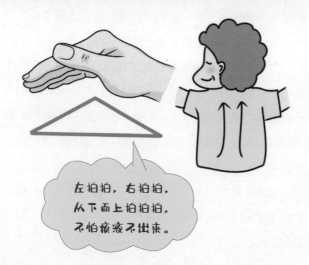

左拍拍，右拍拍，
从下而上拍拍拍，
不怕痰液不出来。

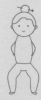

147

痰液主要由黏液、病原微生物、外界异物等成分组成，还包含各种炎症细胞和坏死脱落的黏膜上皮细胞等。当呼吸道黏膜受到呼吸道分泌物、异物、炎症、过敏等因素刺激时，易产生痰液。有效排痰有利于疾病康复。

对于神志清醒、可以主动咳嗽的患者：可以在医生指导下进行有效的咳嗽训练。首先取坐位，缓慢深吸气后屏气 2~3 秒，然后收缩腹肌（或用手按压腹部），用力咳嗽，每次训练可根据个人身体状况，重复以上过程 2~3 次。

患者训练时，家属可在旁边进行一些辅助排痰措施。在患者咳嗽时，家属可用双手在患者胸壁上加压，加强咳嗽效果；当患者呼气时，家属可用手震动患者胸壁，使患者气道分泌物进一步松动，易于排出；当患者深呼吸时，家属将手指并拢，向掌心弯曲，呈空心掌状，反复叩击患者背部，方向可自下而上，由边缘到中央（注意饭后 1 小时内尽量不要进行背部叩击，以防呕吐）。

对于神志不清或长期卧床的患者：家属可以在医生指导下帮助患者翻身，对其进行体位引流。一般情况下，长期卧床的患者可 1~2 小时进行一次翻身，具体频率可根据痰量适当变化。当排痰困难时，家属也可在旁边进行背部叩击等辅助排痰措施。

此外，稀释痰液也是促进排痰的重要方法。具体的措施包括保持空气湿润、多喝水、吸入热水蒸气、雾化、服用祛痰药等。

二、哪些药膳可缓解慢性咳嗽

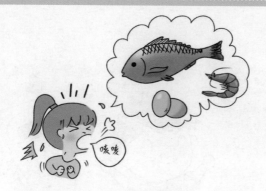

　　由于慢性咳嗽病情复杂、病程较长，长期用药可能会对身体产生一定的影响，因此除了药物治疗外，大家还可以同时食用一些药膳，增强治疗效果，促进身体恢复，缩短治疗时间。

　　风邪伏肺型咳嗽：多干咳或少痰，咽痒症状比较明显。可用枇杷双杏饮：枇杷叶 5 克、北杏仁 5 克、南杏仁 5 克、桔梗 5 克、陈皮 2 克，煎煮当茶饮。

　　肺阴亏虚型咳嗽：主要特点是干咳无痰、口干舌燥、声音嘶哑。可用百合无花果菊花饮：百合 10 克、无花果 3 克、杭菊 2 克、雪耳 10 克、适量蜂蜜或冰糖，一起炖煮后即可饮用。

　　痰热蕴肺型咳嗽：多有黄色黏稠痰，可伴有脘腹胀满，口干不欲饮或饮不解渴，口苦口黏，大便黏滞不爽等症状。可用川贝炖雪梨：川贝 3 克、桔梗 3 克、雪梨 1 个（削皮，去核，切片）、冰糖适量，一起炖煮后即可食用。

三、选用家用呼吸机有哪些技巧

牌子很重要，
专业指导更要紧！

Tips
get ✓

95

目前常用的家用呼吸机一般是无创呼吸机，主要包括单水平呼吸机和双水平呼吸机两大类。

单水平呼吸机： 工作时只提供恒定的压力，患者吸气和呼气时受到同样的压力支持，避免气道塌陷，保持气道畅通。单水平呼吸机常用于患有鼾症和睡眠呼吸障碍性疾病的患者，家中、旅行中、医疗保健机构中均可使用。

双水平呼吸机： 可在呼吸中提供不同的压力，吸气时提供较高的压力保持气道开放，呼气时提供较低的压力，避免气道塌陷。双水平呼吸机的应用范围更加广泛，除了可以用于阻塞性睡眠呼吸暂停患者外，还可以用于严重稳定期慢阻肺、肺气肿、肺心病、慢性心衰、肥胖低通气综合征、胸廓畸形、神经肌肉疾病（如渐冻症）等多种呼吸功能障碍患者。

购买家用呼吸机除了考虑适用类型外，还需要考虑附加功能、配置、噪声、售后等多方面因素。

附加功能： 主要是增加使用呼吸机时的舒适度和便利性，比如有的机器可以调节温度和湿度，有的机器可以全自动工作。

配置： 硬件方面的关注点主要是涡轮风机和传感器，软件部分主要关注算法，这三部分相当于人类的"心脏""神经"和"大脑"，购买时可以咨询一下专业人员的意见。

噪声： 对噪声的接受程度因人而异，可以实地体验后再做选择。

家用呼吸机不是普通商品，需要根据患者疾病和身体情况综合分析才能确定到底适用哪种类型。因此在购买前最好去医院做一些相应检查，明确诊断结果后在医生指导下选购，并在医生指导下正确规范使用。

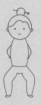

四、如何选用家用制氧机

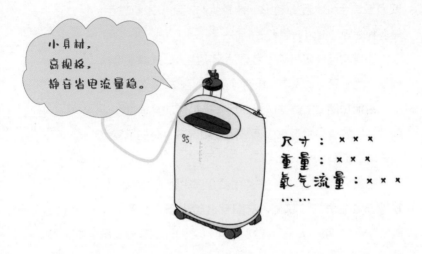

对于一些患有呼吸系统疾病或心脑血管疾病的慢性病患者来说，空气中的氧气含量不足以满足他们的生活需要，严重时还会出现低氧血症，威胁生命安全，此时就需要配备家用制氧机。

挑选家用制氧机的主要标准是氧浓度和流量大小，具体规格要根据自身需求确定，并在医生的指导下购买。氧浓度是衡量制氧机性能的一项重要指标，一般应选择浓度在 90% 以上的产品，医用级制氧机的氧浓度通常可达 95% 以上。《家用制氧机（QB/T 5368—2019）》行业标准规定，当制氧浓度低于 74% 时，制氧机应该进行报警提示。

氧流量是指在保证氧浓度的前提下，制氧机的每分钟出氧流量大小，我们常说的"3L 机"就代表制氧机每分钟最多可以输出 3 升氧气。如果购买家用制氧机主要目的是用来保健，可以选择 1~3 升流量大小的机器。而对于患有哮喘、肺气肿、肺心病、冠心病等疾病的人群来说，则需要购买治疗型制氧机，氧流量通常在 5 升以上。

除了氧浓度及流量外，购买家用制氧机时还需要综合考虑噪声、体积、重量、操作简便程度、售后服务、附加功能等多方面因素，大家可以根据自身需求选择，但要注意要从正规渠道购买，避免上当受骗。

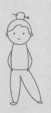

第四节 学会利用身边的好资源

除了家庭的康养措施，我们还可以充分利用社区的资源来促进康养。利用社区内的跑步道、健身器材进行日常锻炼，既方便又有效。了解并利用社区医院、诊所或家庭医生的服务项目，可以获得他们提供的基础医疗咨询和保健建议。参加社区组织的健康讲座或活动，可以获取更多的健康知识和技巧。了解并掌握社区应急救援服务的联系方式和使用方法，可备不时之需。

一、社区康复服务有哪些特色

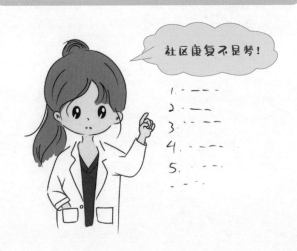

社区康复是连接医院康复与家庭康复的桥梁。老年人和慢病患者的康复与管理是一项艰巨的任务，而现有医疗资源较为紧缺，单独依靠医院是无法完成这项长期任务的。对于患者来说，每天往返医院进行康复训练，不仅耗时耗力，还要承担一定的经济压力，难以长期坚持；居家康复治疗虽然省时省力，但由于患者及家属缺乏专业的医疗知识，能够起到的康复作用非常有限。在这种进退维谷的情况下，社区康复就成了最好的选择。那么如何才能利用好社区的康复资源呢？

首先，要了解所在社区具体有哪些康复资源，这是至关重要的。不同社区可能提供不同类型的康复资源，如物理治疗、心理咨询、中医养生、健康锻炼等。只有充分了解这些资源的种类和作用，才能更好地选择适合自身需求的服务。

其次，要积极与社区康复专家和其他居民进行交流和互动。社区康复专家可以给予专业的康复建议和指导，帮助更好地进行康复锻炼。参加社区活动、加入康复群组或与邻居一起参与活动，一方面可以增进邻里间的交流和互动，另一方面也可以相互鼓励、相互监督，共同完成康复目标。

最后，要密切关注社区举办康复活动的宣传信息。有些医院经常会下沉基层，联合社区举办一些康复活动，如义诊、社区康复课、健康科普讲座、康复训练班等。积极参与这些活动，可以增长健康康复知识，提早预防和发现疾病，更加科学有效地完成康复计划。

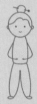

二、如何在家门口看名医

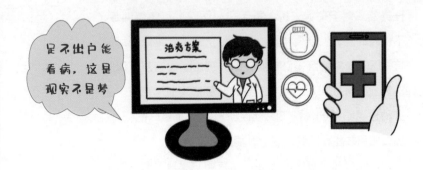

足不出户能看病，这是现实不是梦

　　随着医疗水平的不断提高，当地医院的诊疗范围一般可以囊括各种常见病、多发病，但一些偏远、经济不发达地区在诊断和治疗复杂、疑难、重症、罕见病方面仍存在一定困难，这时候患者就可能要去异地就医了。虽然异地就医给了患者更大的治疗希望，但是对于大部分患者来说，舟车劳顿、耗时费钱到陌生的大医院找专科、找专家是一个不小的挑战。

　　那么，有没有一种方法可以让患者可以在家门口就能看名医呢？答案是有的——远程医疗的快速发展，给了大家足不出户就可以看病的机会。远程医疗是指通过各种技术远程接受医疗服务的方式。一般情况下各种不是面对面就医的方式都可以叫作远程医疗。常见的远程医疗方式包括电话问诊、微信聊天，以及微信公众号、视频会议、线上诊所咨询等，相信很多读者已经使用过这些远程医疗服务。

除了远程医疗外，还有一种办法可以让患者在家门口看名医，那就是专家对口支援。大多数三甲大医院都会有对基层和偏远地区的对口支援活动，医院里的大专家会下沉到基层，帮助基层医生提高技术水平。有些医院还会到乡村、社区开展一些大型义诊、科普宣教、医疗协作等活动，真正做到了送医上门。

所以如果有需求的话，可以关注当地医院或心仪的名医所在医院的信息公开平台，及时了解他们的动态信息，顺利看上家门口的名医。

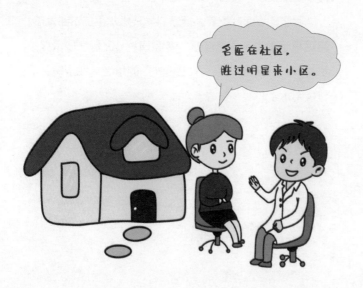

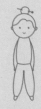

三、哪些情况适合远程看病配药

一般情况下，远程医疗包括线上问诊、电子病历生成、邮寄所需药物几个步骤。线上问诊是大家在使用远程医疗技术时主要参与的部分，大家在提供病情相关信息时一定要注意清晰性和准确性，以免误诊、漏诊。

远程医疗不仅可以节省时间和金钱，还能方便患者享受到各地高水平专家的优质诊疗服务，甚至是多学科专家的网上会诊。那么，哪些患者适合使用远程医疗呢？一般来说，只要是非急诊性的患者，都可以通过远程医疗来咨询、诊断。对于不方便出行的残障人士，远程医疗更是一大福音。只需要有手机、电脑等通信设备，就可以线上就诊，真正做到了足不出户就能看病。

除了能看病、配药，随着科学技术水平的不断发展，超远程手术也不再是梦想。专家通过 5G 信息技术操控机器人，已经可以为"千里之外"的患者完成全髋关节置换手术了。